眼解剖学图解

Anatomical Diagram of the Eye

主编　刘汉生　唐罗生

绘图　张晨晨

科　学　出　版　社

北　京

内 容 简 介

作为眼科学基础——眼解剖学为眼科医生在临床工作中解释眼病的发生时机、临床表现，不同眼病之间的相互关系，熟知眼科手术所涉及的解剖部位、层次结构，以做到手术精准、减小创伤有十分重要的作用，是眼科医生必须认真学习的内容。

本书编者精心绘制了眼解剖系列图片，分为17章，详细阐述了人眼及其附属器的解剖层次、血管、神经、淋巴与生理功能等方面的知识，并配有房水流动、晶状体调节等动画，紧密联系临床，生动直观，适于各级眼科医生、影像科医生、医学生等阅读参考。

图书在版编目（CIP）数据

眼解剖学图解 / 刘汉生，唐罗生主编. —北京：科学出版社，2024.3
ISBN 978-7-03-078278-6

Ⅰ.①眼… Ⅱ.①刘… ②唐… Ⅲ.①眼－人体解剖学－图解
Ⅳ.①R322.9-64

中国国家版本馆CIP数据核字（2024）第060253号

责任编辑：郭　颖 / 责任校对：张　娟
责任印制：师艳茹 / 封面设计：龙　岩

科 学 出 版 社 出版
北京东黄城根北街16号
邮政编码：100717
http://www.sciencep.com

北京画中画印刷有限公司印刷
科学出版社发行　各地新华书店经销
*

2024年3月第 一 版　开本：850×1168　1/32
2025年2月第三次印刷　印张：5
字数：129 800
定价：59.80元
（如有印装质量问题，我社负责调换）

前　言

　　眼科医生的成长，依赖于对眼科基础知识与基本理论的学习和理解。作为眼科学基础的眼解剖学，提供了人眼及其附属器的解剖结构与生理功能等方面的知识，为眼科医生在临床工作中了解某些眼病的解剖基础，解释各种眼病的临床表现和不同眼病之间的相互关系，熟知眼科手术时所牵涉的解剖部位、层次结构以做到手术精准、减小创伤等都有十分重要的作用，是眼科医生必须认真学习的必修课。

　　一个多世纪以前，眼科前辈们已经做了大量开创性的工作，在眼解剖学的研究中获得了较为完整的资料，也有了系统的专著供后人学习。从 20 世纪末开始，随着科学技术的突飞猛进，眼科影像学检查及各种眼科手术都发生了重大的变化，这就要求眼科医生对眼科学基础有更加深入、细致的了解。

　　为了让眼科医生能更好地理解眼及其附属器的解剖结构与生理功能，我们在学习前人相关著作、总结各种文献资料、结合自身临床工作经验的基础上，精心绘制了眼解剖系列图片，编写了这本《眼解剖学图解》，以期让读者能更方便、更系统、更直观地了解眼解剖学知识，更好地服务于眼科临床工作。

　　本书在编写中，充分吸纳了前人相关著作的传统内容，并根据近年眼科学新进展和眼科学界的关注点，对角巩膜缘的 Vogt 栅栏、泪膜的来源和组成、视网膜的组织学分层、脉络膜的小叶样结构与分水岭特征等进行了较为详尽的阐述。全书绘制的图片100 余幅。

作为临床医生的我们，对于眼解剖学，并非能像专业解剖及研究人员那样系统与细致，所学习的资料和文献非常有限。因此，本书如有错漏之处，还望读者去伪存真、不吝指正。

本书可供医学生、眼科医生及相关学科人员工作中参考。

本书在编写过程中，得到了爱尔眼科医院集团领导的大力支持，也得到了集团医疗管理中心同事们的大力协助，集团影像学组友情提供了部分实体眼部照片，在此，谨致以衷心的感谢！

刘汉生　唐罗生

于长沙

目　录

第二篇　眼附属器

第三篇 视　　路

第一篇

眼　　球

第 **1** 章

解剖学规定

一、人体的标准解剖学姿势

人体的标准解剖学姿势是：身体直立，双眼平视，两足并拢，足尖向前，上肢下垂，掌心向前。以人体的解剖学姿势为标准，定出下列一些解剖学方位术语，如图 1-1。在描述各种不同的人体姿势和结构时，都应以此为标准。

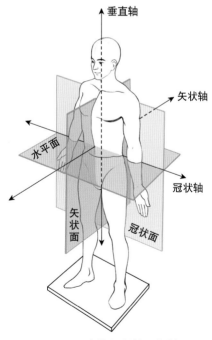

图 1-1　人体解剖的面与轴

二、人体的解剖学方向

人体组织器官的相对位置，靠近头部的为上，靠近足部的为下，靠近腹侧的为前，靠近背侧的为后，靠近身体正中面的为内侧，远离身体正中面的为外侧，四肢靠近躯干的部分为近侧（端），四肢远离躯干的部分为远侧（端）。

对于眼部解剖，除遵循上述规则外，靠鼻中线的为鼻侧，靠颞部的为颞侧。

三、人体的轴

人体解剖学规定，人体有 3 个相互垂直的基本轴，这些基本轴在描述身体和眼部运动时，非常重要。

1.垂直轴　上下方向的垂直线。

2.矢状轴　前后方向的水平线。

3.冠状轴　左右方向的水平线，亦称额状轴。

四、人体的面

人体解剖学规定：人体有 3 个相互垂直的切面，亦称基本面。

1.矢状面　沿身体前后方向的矢状轴所做的与地面垂直的切面。其中，沿身体正中线所做的矢状面，称正中矢状面。矢状面将人体分为左右两部分，切面可看到解剖体左右部分的断面。

2.冠状面　沿身体左右方向的冠状轴所做的、与矢状面及水平面垂直的切面，也称额状面。冠状面将人体分为前后两部分，切面可看到解剖体前后两部分的断面。

3.水平面　沿水平线所做的切面。水平面与地面平行而与矢状面和冠状面垂直。水平面将人体分为上下两部分，切面可看到解剖体上下部分的断面。

对于眼球，也遵循上述原则。

第 2 章

视觉器官概论

　　视觉器官由眼球、视路和眼附属器三部分组成。外界物体所发出的光线进入眼球，由视网膜的感光细胞将其转化为神经冲动，经视路向大脑的视中枢传递，最后经视中枢的处理形成对外界物体的映像，完成整个视觉的感知过程。眼附属器包括眼睑、结膜、泪器、眼外肌和眼眶等，对眼球具有保护、支持和运动作用。

　　眼球是视觉器官的主要部分，位于骨性眼眶内，借筋膜与眶壁相连。眼球前面受眼睑的保护，后面由视神经连于大脑（图 2-1）。

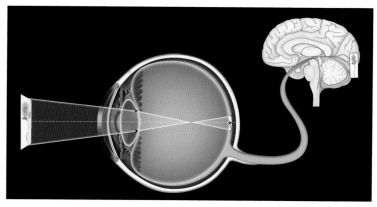

图 2-1　视觉形成的过程

　　眼球近似球形，国人眼球的大小差别不大。前后径最长（约为 24mm），横径居中（23.5mm），垂直径最短（23mm）。眼球前表面的角膜正中点为前极，后表面的巩膜正中点为后极，通过前后两极的连线称为眼轴，又称眼的前后轴、矢状轴、旋转轴等，指的是眼球的前后径，是解剖眼轴。眼球沿此轴做内旋、外旋运动。从出生到成年，眼轴可以随着年龄的增长而逐渐增长，刚出生的婴儿眼轴长度仅为 16 ～ 17mm，持续发育至 20 岁左右，成年人的眼轴平均长度可达 24mm。自前极的角膜前表面到后极的巩膜后表面之间的连线为眼外轴，正常成人长 24 ～ 25mm；自前极的角膜内表面到后极的视网膜内表面之间的连线为眼内轴，正常成人长约 22mm。

　　眼科临床中所测量的眼轴，其实测量的是角膜光学中心点（与瞳孔中心相对应）到黄斑中心凹的距离，与视线的方向一致，即视轴。视轴与眼轴并不重合，视轴在眼球前方偏于眼轴的鼻侧，而在眼球的后方则偏于眼轴的颞侧，相交形成约 5°的夹角（图 2-2）。

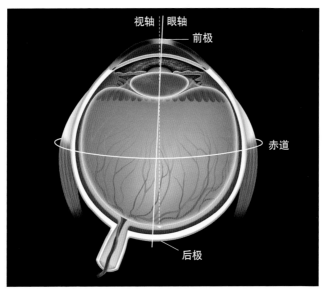

图 2-2　眼球模式图

经眼球表面前、后极之间所做的连线称经线，正常成人经线长约 74.91mm；经眼球表面与距前、后极相等的各点所做的环形连线称中纬线或赤道，全长 75mm。

眼球由眼球壁和透明的内容物组成。

眼球壁是维持眼球形态、行使眼球功能的重要结构，分为外层的纤维膜、中层的葡萄膜、内层的视网膜。纤维膜包括角膜和巩膜两部分；葡萄膜包括虹膜、睫状体和脉络膜（图 2-3）。

眼内容物包括房水、晶状体和玻璃体三部分。

从功能上可分为屈光系统和感光系统两大部分。

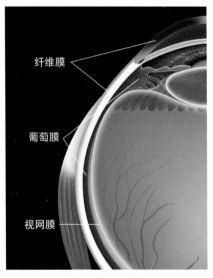

图 2-3　眼球壁

第 **3** 章

纤 维 膜

纤维膜是眼球壁的最外层，包括前方透明的角膜和后方白色的巩膜两部分。

第一节 角膜

角膜是位于眼球正前方无色、透明的类圆形部分，约占整个纤维膜的前 1/6，主要由无血管的结缔组织构成，具有一定的弹性。从前面看，角膜近似圆形，正常成人角膜水平径为 11.5 ~ 12mm，垂直径为 10.5 ~ 11mm，水平径略大于垂直径。从后面看，角膜呈圆形，其直径与角膜前面的横径相似。从截面看，角膜形似外凸内凹的表玻璃样，透明的部分为角膜本部，周缘呈楔形与后方的巩膜相嵌合，此处称角膜缘。角膜缘宽约 1mm，上下部分略宽，鼻颞侧较窄，这是因为上下角膜缘被巩膜覆盖较多，鼻颞侧被巩膜覆盖较少的缘故（图 3-1）。

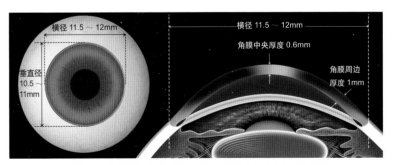

图 3-1　角膜的正面（左）及水平剖面（右）模式图

　　角膜的断面呈球面弯曲，因而有折光作用。角膜各部分厚度并不一致，周边较厚，约为 1mm；中央稍薄，约为 0.6mm。与瞳孔相对的约 4mm 直径圆形区内的中央角膜近似球面，其各点的曲率半径基本相等，称光学区；自此区域向边缘部角膜逐渐变扁平，各点曲率半径也不相等，尤其鼻侧更为明显。角膜前表面的曲率半径约为 7.8mm，后表面的曲率半径约为 6.8mm。3 岁以上儿童的角膜直径已接近成人（图 3-2）。

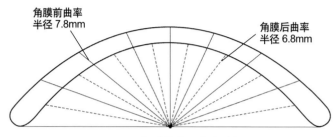

图 3-2　角膜的水平曲率半径

　　在组织学上，角膜由外向内分为 5 层（图 3-3）。

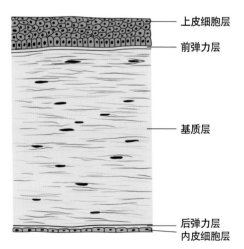

图 3-3　角膜的组织结构模式图

一、上皮层

上皮层为非角化的复层鳞状上皮，为 5 ～ 6 层，在角膜缘处与球结膜上皮细胞相连。上皮层厚约 50μm，约占角膜厚度的 1/10。上皮层对细菌有较强的抵抗力，再生能力强，损伤后修复较快，且不留瘢痕。

角膜上皮细胞是角膜缘干细胞的终末分化细胞，后者存在于角膜缘的 Vogt 栅栏内，如若缺乏，上皮损伤难以愈合，并可造成结膜上皮和新生血管向角膜内生长。

上皮层细胞分为 3 种：表层细胞、翼状细胞和基底细胞。

1. 表层细胞　为 2 ～ 3 层扁平上皮细胞。经常脱落，不角化。表层细胞膜上有许多特殊的微皱襞和微绒毛，有支撑和稳定泪膜的作用。

2. 翼状细胞　为多边形，在角膜中央区 2 ～ 3 层，周边部变为 4 ～ 5 层。细胞前面为凸面，后面为凹面，向侧面延伸变细，形似翼状。

3. 基底细胞　位于最底层，为一单层柱状上皮细胞，下有基底膜，通过连接复合体与前弹力层紧密连接。连接复合体与上皮基底膜是基底细胞的产物。

二、前弹力层

前弹力层为角膜上皮层下一层相对均一、无细胞、由胶原纤维层构成的透明薄膜，厚为 8 ～ 14μm。前弹力层对机械性损伤的抵抗力较强，而对化学性损害的抵抗力较弱。其主要作用是作为上皮细胞基底膜附着的基础，受损后不能再生。前弹力层有许多细小的孔洞，为神经纤维的通道。

三、基质层

基质层由胶原纤维所构成，厚约 500μm，约占全角膜厚度的 90%，角膜基质层与周围巩膜组织相延续。基质层包含 200 ～ 250

个排列整齐的纤维板层，相互交错重叠，与角膜表面平行。基质层损伤后不能完全再生，由不透明的瘢痕组织修复后使角膜失去透明性。

四、后弹力层

后弹力层为一层无细胞结构、富有弹性、坚韧的透明薄膜。由角膜内皮细胞分泌而来，边缘止于房角 Schwalbe 线。与基质层联系疏松，因而在前房中的手术操作，不小心时容易造成后弹力层剥脱。剥脱后通过适当处理可重新贴附，损伤后可迅速再生。与前弹力层相反，后弹力层对化学性和病理性损伤的抵抗力较强，这是角膜溃疡时后弹力层膨出的解剖学基础。

五、内皮细胞层

内皮细胞层位于角膜最内面，由单层六角形细胞构成（图 3-4）。细胞间连接紧密，具有良好的屏障作用。角膜内皮细胞密度随年龄的增长而逐渐降低。由于成年后内皮细胞不再进行有丝分裂，不能再生，损伤后，其缺损区域由邻近的内皮细胞增大、扩展和移行覆盖。

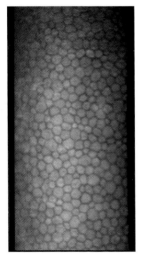

图 3-4　人眼角膜内皮细胞照片

◆ 角膜的生理特点：

（1）上皮不角化、全层无血管、细胞无色素，且基质层为排列整齐的纤维板层结构，因而透明，可保证外界光线的透入。

（2）角膜的屈光指数为 1.337，与空气（屈光指数为 1）的差别较大，并且，其前后面有恒定的曲率半径，有约 +43D 的屈光力。角膜是眼球重要的屈光介质之一，因而角膜的屈光手术能解决大多数近视患者的屈光问题。

（3）角膜无血管，其营养主要来源于角膜缘血管网和房水。

代谢所需的氧 80% 来自空气，15% 来自角巩膜缘的血管网，5%
来自房水。

（4）第 V 对脑神经的眼支密布于角膜上皮细胞之间，无髓鞘，
感觉灵敏，对保护角膜和眼球具有重要的作用。

（5）角膜与结膜、巩膜、虹膜在胚胎起源和组织学上有密切
联系，因而某一组织发生疾病时可对周围组织造成影响。

第二节　巩膜

巩膜质地坚韧，呈乳白色。幼儿的巩膜较薄，可因葡萄膜色素
的映衬而呈蓝白色，老年人的巩膜因脂肪的沉积而呈淡黄色。

巩膜厚度各处不同，视神经周围最厚，约 1.0mm。由此向前
逐渐变薄，眼球赤道附近厚度仅为 0.4 ～ 0.5mm，眼外肌附着处
最薄，约 0.3mm。巩膜前方有一直径约 11mm 的孔，供角膜镶
嵌于其中，近孔缘的巩膜内有一环形的施莱姆管（Schlemm 管），
是房水流出的管道（图 3-5）。

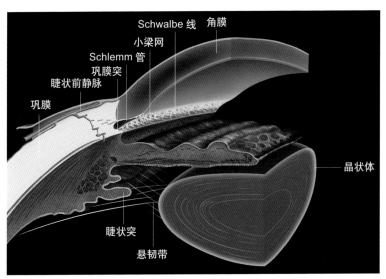

图 3-5　眼前节及房角结构模式图

在后极部偏鼻侧，视神经穿出处的巩膜分内外 2 层，外 2/3 移行于视神经鞘膜，内 1/3 形成一直径约 1.5mm 的筛孔状结构，称巩膜筛板。视网膜神经节细胞的轴索由巩膜筛板穿出眼球形成视神经（图 3-6）。

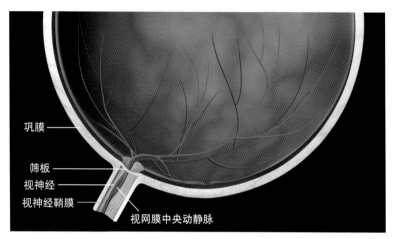

巩膜

筛板
视神经
视神经鞘膜

视网膜中央动静脉

图 3-6　眼球后极部模式图，显示巩膜与筛板及视神经鞘膜的关系

巩膜前部被球结膜及薄层筋膜覆盖，后部外表面被眼球筋膜（Tenon 囊）包裹，起着滑囊样作用，利于眼球转动。巩膜与筋膜之间的腔隙为巩膜上腔或眼球筋膜囊下，筋膜囊下注射为眼用药的途径之一；巩膜内表面含有与脉络膜相似的色素，呈棕黑色，称巩膜棕黑层。因此，组织学上，巩膜结构由外至内也可分为三层：巩膜表层、巩膜固有层（或实质层）、巩膜棕黑层。巩膜棕黑层与脉络膜相贴，两者之间的潜在腔隙称脉络膜上腔或脉络膜周围间隙。

眼内的神经和血管穿过巩膜与外界相联系。赤道部后有四根斜穿巩膜壁的涡静脉，后极部有后睫状动脉和神经穿过巩膜进入眼内。巩膜外除球筋膜包裹外，6 条眼外肌的肌腱附着于巩膜壁上。四条直肌止点后缘部的巩膜最薄，在手术时应格外小心，避免穿透巩膜。

第三节　角巩膜缘

角巩膜缘是角膜和巩膜的移行区，由透明的角膜嵌入不透明的巩膜前面的沟内，并逐渐过渡到巩膜，所以在眼球表面和组织学上没有明确的分界，呈灰白色半透明的环状。一般规定角膜缘的前界为连接角膜前弹力层止端与后弹力层止端的平面，后界为经过房角内的巩膜突或虹膜根部并垂直于眼表的平面，宽为1.5～2.5mm，各象限不同。角巩膜缘处角膜、巩膜和结膜三者结合，临床上是许多内眼手术切口的标志部位。

巩膜前部与角膜交界处表面稍内陷，称外巩膜沟；内面交界处也有一个内陷，称内巩膜沟。内巩膜沟后缘的巩膜向前内侧稍凸起，形成一环形的嵴状突称巩膜突（图 3-7）。

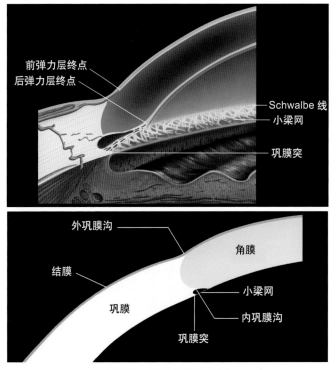

图 3-7　角巩膜缘结构图

内外巩膜沟处为眼球薄弱点，在钝性外伤时可在此处发生角巩缘破裂。

角巩膜缘有两个重要的组织结构。

1. Schlemm 管　被小梁网覆盖的内巩膜沟称 Schlemm 管（又称巩膜静脉窦），环绕角巩膜交界处内侧一周，是房水输出的通道。Schlemm 管内壁仅由一层内皮细胞与小梁网相隔，外壁有 25 ～ 35 条集液管与巩膜内静脉（房水静脉）沟通（图 3-7）。

2. Vogt 栅栏与角膜缘干细胞　角巩膜缘的外表面有被称为 Vogt 栅栏（palisades of Vogt，POV）的放射状纤维血管嵴，主要分布于角膜缘的上、下两部分。Vogt 栅栏由上皮网状嵴和角膜缘上皮隐窝相互隔开排列，其结构与指纹一样独特（图 3-8）。其形状、大小和空间分布随年龄增长以及对药物、手术或先天性疾病的反应而变化。

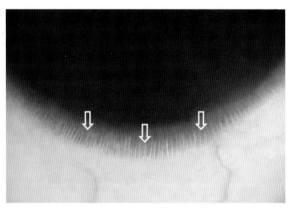

图 3-8　彩色眼底像下所见的 Vogt 栅栏

Vogt 栅栏中存在角膜缘干细胞，位于角膜缘上皮隐窝内。角膜缘干细胞有持续增殖的潜力，维持角膜上皮细胞池，在角膜上皮再生中起关键作用。此外，角膜缘干细胞在角膜上皮和结膜之间起"屏障作用"，防止结膜细胞和血管增殖进入角膜。

　　角巩膜缘在解剖学上将角膜与结膜分开，是两种组织的过渡区域。角巩膜缘既有丰富的血管网络，负责外周角膜的氧气和营养供应，又有复杂的房水流出系统（Schlemm 管和小梁网），负责房水循环和废物管理。角巩膜缘具有独特的形态，有密集的神经支配，为容纳角膜上皮干细胞提供了良好的环境。

第 **4** 章

葡 萄 膜

葡萄膜又称为血管膜、色素膜，富含色素和血管。葡萄膜位于眼球壁的中层，外覆巩膜、内衬视网膜，由前向后可分为虹膜、睫状体和脉络膜三部分（图 4-1）。

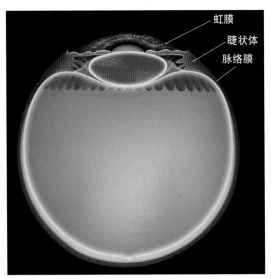

图 4-1　葡萄膜结构模式图

第一节　虹膜

虹膜为一圆盘状膜，位于葡萄膜的最前部，直径约为 12mm，厚约 0.5mm（图 4-2）。虹膜的色泽取决于该个体体内色素的多寡，黑种人、黄种人的虹膜呈深褐色，白种人可为浅灰色、蓝绿色或土黄色。图 4-3 为一虹膜异色症患者的眼部照片，可见虹膜因色素含量的多少而呈现不同的颜色。

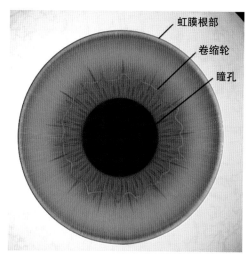

图 4-2　**虹膜前面观**

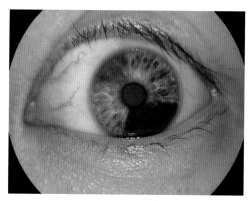

图 4-3　**虹膜及周围结构**

　　虹膜前表面有辐射状的皱褶和许多深浅、大小、形状不一且凹凸不平的结构，分别称为虹膜纹理和隐窝。虹膜的游离缘较肥厚，称瞳孔缘。距瞳孔缘约 1.5mm 的虹膜上，有一环形齿轮状纹理，称为虹膜卷缩轮，此轮将虹膜分成较窄的瞳孔区和较宽的睫状区。睫状区的表面呈现辐射状的纹理，瞳孔缩小时纹理变直，开大时纹理呈波浪形。虹膜周边与睫状体连接处为虹膜根部，附着于睫状体的前面。虹膜根部很薄，当眼球受挫伤时，易从睫状体上离断。

虹膜位于晶状体的前面，与晶状体构成虹膜－晶状体膈，将前房与后房及玻璃体分隔开。当晶状体脱位或手术摘除晶状体后，虹膜失去依托而后塌，造成前房整体变深或各部深浅不一，在眼球转动时可发生虹膜震颤。

瞳孔是位于虹膜中央的圆孔，不同年龄人的瞳孔大小有一定差异，新生儿瞳孔较小，为 2～2.5mm。随后增大，儿童为 4～5mm，青春期后又逐渐变小，40～50 岁为 3～3.5mm，老龄后瞳孔缩小更为明显，60～90 岁为 2～2.5mm。不同光线下成人瞳孔直径不同，晴天昼光下缩小，为 2～4mm，暗处时扩大。瞳孔的大小是通过神经反射而自主调整的，可借此控制进入眼内的光强度。

组织学上虹膜主要由前面的基质层和后面的色素上皮层构成。色素上皮层含有较多的深黑色色素，并可延展至瞳孔边缘而呈黑色花边状（图 4-3）。

虹膜内含两种排列方向不同的平滑肌，一种是在虹膜基质内围绕瞳孔周围呈环状排列的瞳孔括约肌，受副交感神经支配，兴奋时具有缩小瞳孔的作用；另一种是位于色素上皮前以瞳孔为中心呈辐射状排列的瞳孔开大肌，受交感神经支配，兴奋时具有开大瞳孔的作用。

第二节　睫状体

睫状体是葡萄膜的肥厚部，位于虹膜根部与脉络膜之间，贴于角膜缘后的前部巩膜内表面。将眼球切为前、后两半，自后向前看前半部，可见睫状体为宽为 6～7mm 的环状组织，鼻上部分较窄为 4.5～5.2mm，颞下方较宽，为 5.6～6.3mm。睫状体的断面为基底向前的三角形，基底的外端附着于巩膜突；内端为游离缘，邻近晶状体的赤道部；虹膜根部附着于基底的中部。睫状体三角的顶端与脉络膜相接（图 4-4）。

睫状体前 1/3 较肥厚，称为睫状冠，宽约 2mm，距角膜缘外约 2mm。睫状冠富含血管，手术时不能经此部位做切口进入眼球。睫状冠内表面有 70～80 个纵行辐射状皱褶，称为睫状突，晶状体悬韧带附着在睫状突的睫状体上皮上。睫状体的后 2/3、宽 4mm 的区域薄而平坦，称为睫状体扁平部或睫状环。扁平部呈锯齿状与脉络膜连接，该连接部称锯齿缘，为睫状体后界，距角膜缘外侧为 6～7mm（图 4-5）。

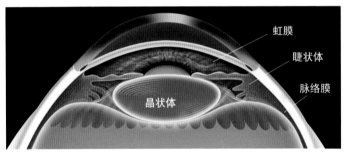

图 4-4　葡萄膜的剖面图

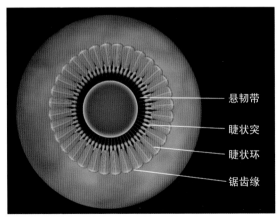

图 4-5　睫状体及其周围组织的后面观

自角膜缘到锯齿缘的距离，在各种屈光状态的眼睛及同一眼的鼻、颞、上、下方有所不同。远视眼较短，近视眼较长；鼻侧和下方较短，上方和颞侧较长。眼科手术时必须重视，表 4-1 可作为参考。

表 4-1   不同屈光状态下角膜缘到锯齿缘的距离   （单位：mm）

角膜缘到锯齿缘	远视眼	正常眼	近视眼
鼻侧	6.2	6.6	7.0
下方	6.5	6.9	8.0
颞侧	6.7	7.9	8.4
上方	7.0	7.4	8.1

组织学上，睫状体主要由睫状肌和睫状上皮组成。睫状肌为平滑肌，在眼内构成一复杂的肌肉系统，肌纤维束由外向内呈不同的排列方向，其最外层为子午线方向走行的纵行纤维，前端附着于巩膜突及小梁网，后端附着于脉络膜前，平行于巩膜；中间的肌纤维呈辐射状（或称斜行肌纤维）起于纵行纤维的前端，呈扇形向后向内，部分与环状纤维相连；内侧靠近睫状突的肌纤维，为环绕整个睫状突的环状纤维，在睫状体的断面上，可见环形肌纤维的断端（图 4-6）。

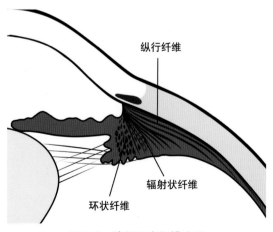

图 4-6   睫状肌走行模式图

睫状体内较大的肌束均位于睫状体的前 2/3，较少量的肌纤维向后到达锯齿缘。睫状肌的主要作用是将睫状体的前 2/3 向前及向内移位，另一部分作用是将脉络膜前端沿巩膜内面作前后方向牵拉移动。所有睫状肌都受副交感神经支配。

三部分睫状肌之间彼此相互连接，当肌肉收缩时，可产生三维的向前及向内运动，睫状体冠部也相应向前并向中轴线移位，使得晶状体悬韧带松弛，晶状体变凸。

睫状体内侧是视网膜的睫状体部，衬有两层上皮，即外层的色素上皮和内层的无色素上皮。无色素上皮是产生房水的部位。

第三节　脉络膜

位于睫状体后方、视网膜与巩膜之间的葡萄膜称脉络膜，前界为锯齿缘，后界为视盘周围。脉络膜有丰富的血管和色素细胞，借Bruch 膜与视网膜色素上皮相贴。脉络膜是一种高度特化的血管组织，在 RPE/Bruch 膜复合体和巩膜之间，血管呈小叶状分布，组成一致密的动静脉网（图 4-7、图 4-8）。正常脉络膜的平均厚度约为0.25mm，各区域的脉络膜厚度分布呈 U 形，最厚的区域在中央凹下方，这与黄斑区高代谢和散热需要强健的脉络膜循环相关。

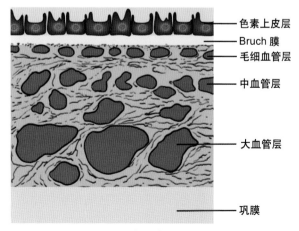

色素上皮层
Bruch 膜
毛细血管层
中血管层
大血管层
巩膜

图 4-7　脉络膜各层模式图

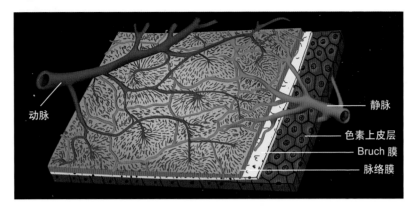

动脉

静脉
色素上皮层
Bruch 膜
脉络膜

图 4-8　脉络膜血管小叶模式图

组织学上，脉络膜从外到内分为脉络膜上腔、大血管层、中血管层、毛细血管层和 Bruch 膜 5 层。脉络膜的血流量高于机体任何其他组织，比视网膜流量高 20 倍，为视网膜外层、视网膜色素上皮、无血管的中央凹和视神经的筛板前部分提供氧气和营养物质。

脉络膜主要由睫状后短动脉供血（图 4-9），每个睫状后短动脉供应后极一个楔形扇区，两个血管供应区域之间有明显的边界，即分水岭（图 4-10）。因此，脉络膜动脉血液供应被认为是高度节段性的终末动脉系统，脉络膜疾病会有明显的解剖边界。

脉络膜的静脉血由涡静脉引流，4 支涡静脉对血流的汇集呈象限分割，在每个象限之间同样具有分水岭区，其分布模式与动脉循环的分水岭区不同。脉络膜血流丰富，其静脉血中的含氧量仅低于动脉血的 2% ～ 3%。

脉络膜负责外层视网膜的血液供应，为所在的神经视网膜中代谢活跃的光感受器提供营养。脉络膜与视网膜色素上皮之间的 Bruch 膜，由脉络膜毛细血管的基底膜、胶原、弹性纤维和视网膜色素上皮的基底膜组成，是大多数气体、营养物质交换和代谢废物清除发生的部位。脉络膜毛细血管内皮细胞膜中的小孔，可促进快速跨细胞运输。总之，由密集的毛细血管网组成的脉络膜内层可促进高速率的营养物质运输和代谢废物的处理。

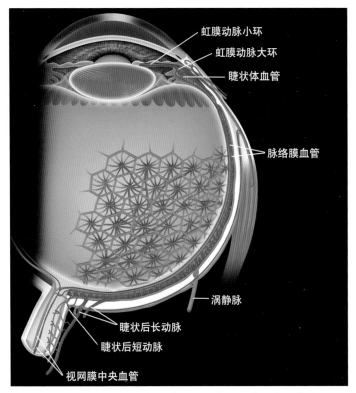

虹膜动脉小环

虹膜动脉大环

睫状体血管

脉络膜血管

涡静脉

睫状后长动脉

睫状后短动脉

视网膜中央血管

图 4-9 脉络膜血管小叶、睫状后动脉及虹膜动脉环模式图

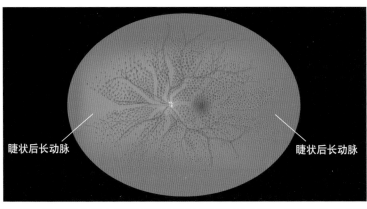

睫状后长动脉

睫状后长动脉

图 4-10 脉络膜主要由睫状后短动脉呈楔形扇区分布,楔形扇区之间有分水岭

　　脉络膜血管周围间质内有大量树枝状的黑色素细胞，使眼球的后段成为一暗房，能吸收眼球内散射的光线，有助于视网膜的感光过程。

　　另外，脉络膜还在眼部的生长发育、温度调节和免疫过程中发挥作用。

第 5 章

视网膜与视盘

视网膜位于眼球壁的最内层，介于葡萄膜与玻璃体之间。以锯齿缘为界，视网膜分盲部和视部。衬于脉络膜内面的部分称视网膜视部，其前界为锯齿缘而后界为视盘。衬于睫状体内面的部分称视网膜睫状体部，衬于虹膜后面的称视网膜虹膜部，视网膜睫状体部和虹膜部无感光细胞分布，故合并称视网膜盲部。视网膜视部和盲部均起源于胚胎时期视杯内层的神经外胚叶。

第一节　视网膜视部

视网膜视部即临床上所说的视网膜。在眼的胚胎发育过程中，视网膜分化为外侧的色素上皮层和内侧的神经上皮层，两层之间有潜在的间隙。在病理情况下，视网膜神经上皮层可以从色素上皮层分离，形成临床上的视网膜脱离。

通过检眼镜可看到绝大部分视网膜，此部神经上皮表面光滑，质地柔软，在正常活体上是透明的，检眼镜下可透见作为背景的色素上皮层及脉络膜层，因而呈现或明或暗的橙红色（图5-1），脉络膜萎缩时可透见粗大的脉络膜血管甚至巩膜的白色。

视网膜神经上皮层各部位厚薄不一，视神经乳头周围最厚，约0.5mm，向前逐渐变薄，近锯齿缘为0.15mm，中央凹约0.2mm。

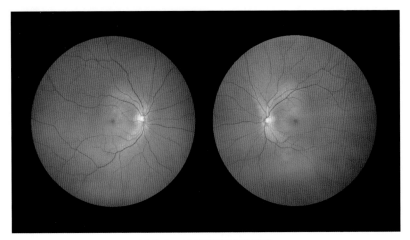

图 5-1 正常眼底彩色照片

在眼底后极部相当于人眼的光学中心，有一直径约 3mm 的区域，视网膜神经上皮层富含叶黄素，当人体死亡或眼球脱离人体后，该区域呈淡黄色，因而称为黄斑。黄斑区视网膜神经上皮偏薄，色素上皮细胞稠密，视网膜后的脉络膜毛细血管密集，反光较弱，因此活体检查时为暗红色。黄斑区中央有一个直径约 0.5mm 的椭圆形中央凹。检眼镜检查时，正常黄斑中心凹处呈现一反光点，称为中心凹反光。周围视网膜毛细血管到黄斑中央凹边缘终止，因此黄斑中央为无血管区。此区的营养供应主要来自脉络膜，部分来自其外围视网膜毛细血管的渗透。中央动脉阻塞时，中心凹处由于组织特别薄，背后的脉络膜血管又异常丰富，在水肿混浊成灰白色的周围视网膜的映衬下，常表现为樱桃红点。

一、视网膜的组织学

视网膜有神经上皮层和色素上皮层。

按视网膜的细胞成分分类主要可分为以下 6 类（图 5-2）。

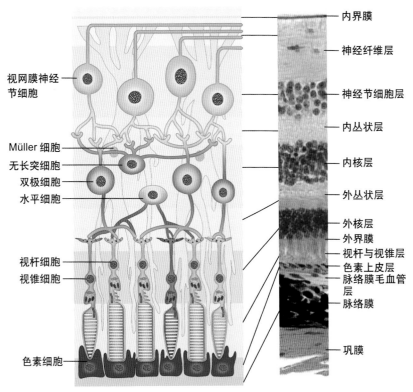

视网膜神经
节细胞

Müller 细胞
无长突细胞
双极细胞
水平细胞

视杆细胞
视锥细胞

色素细胞

内界膜
神经纤维层
神经节细胞层
内丛状层
内核层
外丛状层
外核层
外界膜
视杆与视锥层
色素上皮层
脉络膜毛细血管层
脉络膜
巩膜

图 5-2　视网膜模式图及组织切面图

1. 色素上皮层　是视网膜的最外层，由单层矮柱状上皮组成。正面观细胞呈规则的六角形，排列紧密。一般高 8～10μm，宽 12～18μm。近锯齿缘处的细胞矮而宽大，黄斑处的细胞细长，高 11～14μm。细胞核呈圆或卵圆形，靠近基底部，细胞胞质内有大量黑色素颗粒。细胞之间有紧密连接、中间连接和缝隙连接等。色素上皮和紧密连接及视网膜血管壁组成血 - 视网膜屏障。色素细胞基底紧附于 Bruch 膜，细胞顶部与视细胞相接触，并有大量胞质突起伸入视细胞之间，但两者之间并无牢固的连接，所以，视网膜脱离常发生在这两者之间。色素上皮细胞的主要特点是胞质内含有大量粗大圆形或卵圆形黑色素颗粒，可防止强光对视细胞的损害。色素上皮细胞的另一特点是胞质内含有直径 1.5 ～ 2μm 吞噬体，吞噬体内常见被吞入的视细胞膜盘。色素上皮细胞含有视黄醛异构酶和与维生素 A 特异结合的视黄醇结合蛋白，还能储存维生素 A，参与视紫红质的形成。色素上皮细胞还能产生以透明质酸和硫酸软骨素等蛋白多糖为主要成分的基质，充填于色素上皮细胞与视细胞之间的间隙内。

2. **感光细胞** 又称视细胞，分视杆细胞和视锥细胞两种。人眼球内约有 12 000 万个视杆细胞和 700 万个视锥细胞。细胞的胞体构成外核层，由胞体向内、外两侧分别伸出内突和外突。视杆细胞的外突呈杆状（称视杆），视锥细胞的外突呈锥状（称视锥），故而得名。视杆与视锥垂直伸向色素上皮，构成视杆视锥层。

(1) 视杆细胞：视杆细胞的胞体位于外核层的内侧份，细胞核较小，染色较深。杆状的外突平行排列在视杆视锥层内，可分内节与外节两段。内节是合成蛋白质的部位，较粗大，含丰富的线粒体、粗面内质网、滑面内质网和高尔基复合体等；外节呈细圆柱体状，为感光部位，含有许多平行排列的扁圆形膜盘，形似叠起来的硬币。膜盘是由外节基部一侧的胞膜连续内陷、折叠，与胞膜分离后形成。一个视杆细胞有很多个膜盘，在外节基部不断产生。9 ～ 13d 更新一次。外节顶部衰老的膜盘不断脱落，并被色素上皮细胞吞噬。膜盘上镶嵌的感光物质称视紫红质，感弱光。视紫红质由 11- 顺视黄醛和视蛋白组成，维生素 A 是合成 11- 顺视黄醛的原料。因此，当人体维生素 A 不足时，视紫红质缺乏，导致弱光视力减退即为夜盲。视杆细胞的内突伸入外丛状层，内突末端膨大呈小球状，与双极细胞和水平细胞形成突触。

(2) 视锥细胞：视锥细胞形态与视杆细胞近似，细胞胞体位于外核层的外侧份，细胞核靠近外界膜，较大，染色较淡。视锥细胞的外突呈锥形，也分内节和外节。外节的膜盘大多与细胞膜不分离，顶部膜盘也不脱落，膜盘上嵌有能感受强光和色觉的视色素，由内节不断合成和补充。视锥细胞的内突末端膨大呈足状，可与一个或多个双极细胞的树突及水平细胞形成突触。

　　视锥细胞主要集中在黄斑中央，在中央凹的边缘才开始有视杆细胞，再向外，视杆细胞逐渐增多，视锥细胞则逐渐减少，再往外视杆细胞又逐渐减少，但可分布到锯齿缘附近。黄斑中心凹视锥细胞密集，缺少内侧的内核层和神经节细胞层。

　　视锥细胞对强光和颜色敏感。其对颜色的感知能力来源于它的 3 种类型的视锥细胞，因视锥蛋白结构不同而有不同的感光色素（图 5-3），这三种视锥细胞受特定波长范围的光刺激而兴奋，对不同波长光的响应强度不同。

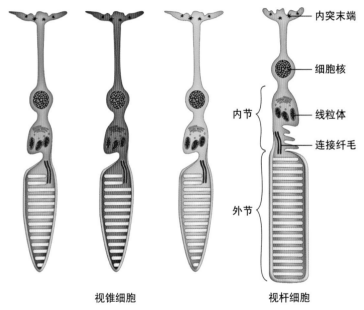

视锥细胞　　　　　　　　视杆细胞

图 5-3　3 种视锥细胞与视杆细胞模式图

　　对 380 ～ 760nm 长波段光反应兴奋的细胞为 "L 型视锥细胞"，L 型最敏感的峰值是 560nm 波长的光，这个波段的可见光，大脑反映是黄绿色，因而 L 型视锥细胞是拥有黄绿感光色素的感光细胞，数量约为 400 万个。

　　对 400 ～ 670nm 中波段范围的光反应兴奋的细胞为 "M 型视锥细胞"，其敏感峰值是 530nm 波长的光，这个波段的光，大脑反映是绿色，因而 M 型视锥细胞是拥有绿色感光色素的感光细胞，数量约为 200 万个。

对 380～550nm 短波段范围的光反应兴奋的细胞为"S 型视锥细胞"，对 420nm 的蓝紫色波长最敏感，被称为蓝紫感光色素的感光细胞，数量少于 100 万个。

基于 3 种视锥细胞对不同波长光的不同反应，分别取仅能激活 L 型视锥细胞的最大感光波长为 700nm 的光、M 型视锥细胞的最大感光波长为 546.1nm 的光和 S 型视锥细胞的最大感光波长 435.8nm 的光，作为红、绿、蓝三原色光。大脑接收从视网膜传来的、由各种不同波长光的刺激转化的、不同强度的电信号，解读出不同的色彩。如缺少感红光（或绿光）的视锥细胞，则不能分辨红（或绿）色，为红（或绿）色盲。

3. 双极细胞　是连接视细胞和节细胞的纵向联络神经元，胞体位于内核层。外侧的树突伸入外丛状层，与视细胞的轴突及水平细胞的突起形成突触；内侧的轴突伸入内丛状层，与节细胞的树突及无长突细胞的突起形成突触。双极细胞可分两类：一类为侏儒双极细胞，只与一个视锥细胞和一个节细胞的树突建立突触；一类为杆状双极细胞，其树突可与多个视锥细胞或视杆细胞的轴突形成突触、轴突与多个节细胞树突及无长突细胞突起形成突触；另有扁平双极细胞，树突与多个视锥细胞形成表面连接，轴突在内丛状层内大量分支，与各种节细胞形成突触。

4. 节细胞　是长轴突的多极神经元。胞体较大，直径 10～30μm，位于节细胞层，中央凹边缘处的节细胞较小，密集排列成 5～7 层，其余多排列成单行。节细胞树突伸入内丛状层，与双极细胞、无长突细胞和网间细胞突起形成突触。轴突粗细不一，无分支，构成视网膜神经纤维层，并向眼球后极汇集形成视神经穿出眼球。节细胞也分两类：一类为胞体较小的侏儒节细胞，只接受单一的视锥细胞和双极细胞的信息，这种一对一的通路能精确地传导视觉；另一类为胞体较大的弥散节细胞，与多个双极细胞形成突触。

5. 水平细胞、无长突细胞和网间细胞　这 3 种细胞均为中间神经元，参与局部环路的组成。水平细胞的胞体位于内核层的外侧份，发出许多水平走向的分支伸入外丛状层的内侧份，与视杆细胞、双极细胞及网间细胞形成突触。相邻的水平细胞之间有缝隙连接。无长突细胞的胞体较双极细胞大，呈烧瓶形，在内核层的内侧份排成 2～3 行，其突起兼有树突和轴突的特点，在内丛状层内与双极细胞的轴突、节细胞及网间细胞的突起形成突触。水平细胞和无长突细胞，分别在视网膜外丛状层和内丛状层，主要起横向连接的作用，这些细胞可调节光感受器到双极细胞再到视网膜神经节细胞的信息传入。网间细胞数量较少，胞体位于无长突细胞之间，突起在内、外丛状层中广泛伸展，与无长突细胞和水平细胞形成突触。网间细胞主要是从内丛状层接收信息，传送至外丛状层，因此是视网膜内视觉信息传递的一条离心性反馈调节通路。

6. 胶质细胞　视网膜内的胶质细胞主要是放射状胶质细胞，又称米勒细胞（Müller cell）。细胞长而不规则，突起为叶片状，分布于神经元之间，胞体位于内核层。从胞体向内、外发出细长突起，末端分别止于内、外界膜。内侧突较粗，末端常膨大分叉，穿过神经纤维层，在神经纤维层内表面相互连接，与内面的基膜共同构成内界膜；外侧突较细，穿插包绕于视细胞内节之间相互连接形成一层膜状结构，即外界膜。放射状胶质细胞具有营养、支持、绝缘和保护作用。视网膜内还有一些星形胶质细胞、少突胶质细胞和小胶质细胞等。

视网膜神经上皮层从外至内有 3 个核层：外核层、内核层和节细胞层，是细胞体所在的位置，对应于功能上的三类细胞：①感光细胞，胞体位于外核层；②联络神经元，包括双极细胞、水平细胞、无长突细胞和网间细胞，胞体位于内核层；③节细胞，为投射神经元，其胞体构成节细胞层。外核层与内核层之间、内核层与节细胞层之间是由神经元突起构成的外丛状层和内丛状层（图 5-2）。

组织学上，可将视网膜由外向内细分为 10 层，依次为（图 5-2）：①色素上皮层；②光感受器细胞层（视锥与视杆层）；③外界膜；④外核层；⑤外丛状层；⑥内核层；⑦内丛状层；⑧神经节细胞层；⑨神经纤维层；⑩内界膜。

二、黄斑区

在黄斑中央凹底部约 0.1mm 范围，由约 30 000 个视锥细胞和放射状胶质细胞组成，无其他细胞和血管。由于中央凹发育的倾斜定向，其中的光感受器向内迁移，神经节细胞向外迁移。该处的视锥细胞细长，内突（轴突）斜行近水平向中央凹边缘散开，与双极细胞和节细胞形成一对一的通路，双极细胞和节细胞均斜向外周排列，视细胞的内突在外核层和外丛状层之间形成一层厚的平行纤维称 Henle 纤维层（图 5-4）。Henle 纤维层包含视锥和视杆光感受器轴突，终止于视网膜外丛状层（OPL）的突触中。这些纤维与 Müller 细胞的突起混合。Henle 纤维包含微管，并且是长圆柱形结构，它们的平均长度为 558μm。并且，第一个突触发生在距离中央凹中心约 350μm 的双极细胞和水平细胞的树突上。光线进入眼内，不经过其他细胞层直接落在中央凹的视锥细胞上，因此，中心凹是视觉最敏锐的部位，也是视网膜最薄之处，此处在 OCT 扫描测厚时约 0.22mm。至中央凹边缘，视网膜神经上皮层增厚并可见各层结构（图 5-4）。

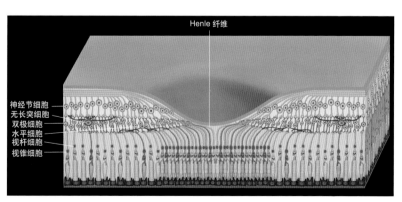

图 5-4　黄斑区视网膜各层模式图

近年来广泛使用的活体视网膜 OCT 扫描，能清楚显示视网膜的各个层次。图 5-5 是通过黄斑中心凹水平扫描所获得的横截面图，其各层次对应于图 5-2 的组织切面图及图 5-4 的视网膜各层模式图。其中，高反射的椭圆体带被认为主要是由光感受器内节的外侧部分——椭圆体内的线粒体形成的。

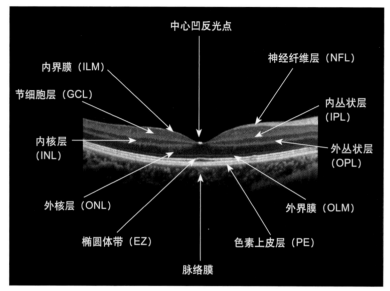

图 5-5 经黄斑中心凹行 OCT 水平扫描所获得的视网膜横截面图

鉴于中央凹光感受器核数量众多和这种明显的位移，在标准 SD-OCT 图像上，它通常与外核层（ONL）等反射，只能通过定向 OCT（directional OCT，D-OCT）来改变光线进入眼内的方向，增加 Henle 纤维层与外核层的对比进行识别。

三、视网膜神经纤维的走行特点

视网膜神经节细胞的轴突构成视网膜神经纤维层，汇集到视盘后形成视神经。其生理性改变是以每年 3000 ～ 5000 根的速度弥漫性减少。在正常情况下，视网膜周边部神经纤维层薄，视盘边缘增厚；近视盘上、下部最厚，颞、鼻侧最薄。

由于视盘位于眼底鼻侧，因此各部位的神经纤维进入视盘的走行并不对称。来自视网膜周边的神经纤维走行于视网膜的深层，在视盘周边进入，位于视神经的周边；来自视网膜中央的神经纤维则走行于视网膜的浅层，在视盘的中央进入，位于视神经的中央（图 5-6）。

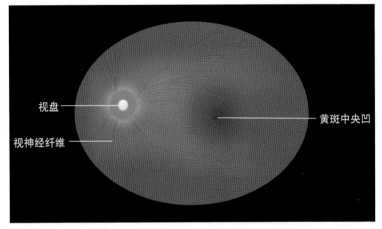

视盘

黄斑中央凹

视神经纤维

图 5-6 视网膜内视神经纤维分布示意图

◆ 视网膜神经纤维层可分为三个部分。

1. 视盘黄斑束神经纤维 起源于黄斑部，呈直线状直接进入视盘颞侧。

2. 上下方弧形神经纤维 来自黄斑颞侧及上下方。黄斑颞侧的神经纤维绕过视盘黄斑束纤维，分别从颞侧水平缝上、下方，呈弧形从视盘的上方和下方进入；来自视网膜颞侧上下方的神经纤维直接进入视盘上下方进入。

3. 鼻侧放射状神经纤维 起源于视网膜鼻上和鼻下象限，呈放射状直线进入视盘鼻侧。

因此，相关神经纤维的损害引起相应的视野损害：

● 盘斑束损伤会导致中心暗点或与生理盲点连接的大中心暗点。

● 颞侧视网膜神经纤维的损伤会引起以水平合缝为界的鼻侧上方或下方的弓形视野缺损。

● 鼻侧的神经纤维受损则会导致颞侧的楔形缺损，可与生理盲点相连，不会有颞侧纤维受损的水平分界线。

四、视网膜的血液供应

视网膜内层主要由视网膜中央动脉供血，在视网膜内层形成深、浅两个毛细血管网。浅层分布于神经纤维层和神经节细胞层，深层位于内丛状层，可伸展到内核层的外界。两层毛细血管网并不各自独立，彼此常有分支吻合，以营养视网膜从内界膜到内核层的视网膜内五层组织。视网膜毛细血管虽然到内核层即行终止，但与其邻接的部分外丛状层的营养供应还依赖它。内核层以外的外层视网膜为无血管区，其营养由脉络膜提供，故脉络膜病变经常影响视网膜外层（图 5-7）。

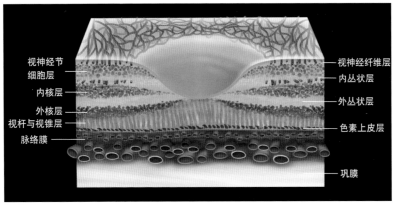

图 5-7　正常眼黄斑区血管分布模式图

视网膜中央动脉是终末动脉，缺乏侧支循环，若血管阻塞其分布区即发生缺血。中央动脉阻塞时可导致眼全盲，而分支动脉阻塞则造成相应区域的视网膜缺血和视野缺损。少数人有睫状视网膜动脉供应部分区域，当视网膜中央动脉阻塞时，睫状动脉供应区可免于缺血的影响。同样，睫状动脉的阻塞也不影响中央动脉分布区的供血。

视网膜毛细血管呈环形绕过黄斑中心，中心凹为 0.4～0.5mm直径范围无血管分布，称黄斑无血管区，由脉络膜毛细血管网提供营养（图 5-7）。

在部分个体，在视盘颞侧由睫状后短动脉发出睫状视网膜动脉，呈钩状出现在视盘外缘，由此水平走向黄斑，供应黄斑鼻侧一部分的营养。当视网膜中央动脉完全阻塞时，睫状视网膜动脉供血区不受影响，在一片因缺血水肿呈灰白色的视网膜上，该区域表现为舌形的淡红色（图 5-8A）。睫状视网膜动脉也可单独发生阻塞，引起相应区域的供血障碍，视网膜水肿（图 5-8B）。视网膜中央动脉的血液由伴行的视网膜中央静脉引流。

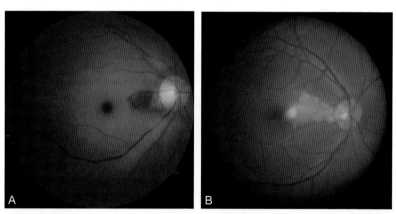

图 5-8　视网膜中央动脉阻塞保留睫状视网膜动脉供血（A）及睫状视网膜动脉阻塞（B）

第二节　视网膜盲部

视网膜盲部即视网膜睫状体部与虹膜部，两部均无感光细胞。睫状体部内层上皮细胞缺乏色素，但有分泌房水的作用。而虹膜部仅有色素上皮细胞。

第三节　视盘

距黄斑鼻侧约 3.5mm 处，有一边界清楚、直径约 1.5mm 的橙红色圆盘状结构，称为视盘，又称为视乳头，是视神经穿出眼球的部位。视盘上有视网膜中央动脉、静脉通过。视盘中央有一大小不一的漏斗状凹陷区，称为视杯。视杯与视盘的比称为杯 / 盘比。青光眼患者长期高眼压可引起视盘中央的视神经萎缩，产生较大的视杯。因此，眼底检查发现大的视杯和较大的杯 / 盘比要排除患者有青光眼的可能。由于视盘仅有神经纤维，无感光细胞，故无视觉功能，在视野中构成一盲区，称为生理盲点。

视神经的血液供应：在眼内段，视盘表面的神经纤维层由视网膜中央动脉来的毛细血管供应，而筛板及筛板前则由来自睫状后短动脉的分支供应。此处的睫状后短动脉小分支在视盘周围巩膜内吻合成的一完整或不完整的动脉环，称 Zinn-Haller 环。在视神经眼内段，睫状后短动脉与视网膜中央动脉之间有沟通。眶内、管内、颅内段则由视神经中的动脉及颅内动脉、软脑膜血管供应（图 5-9）。

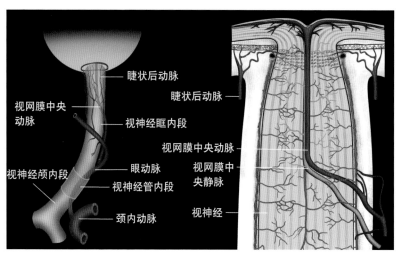

图 5-9　视神经顶面与剖面血液供应图

第 6 章

眼 内 容 物

眼内容物包括房水、晶状体和玻璃体。

第一节　房水

位于角膜、巩膜、晶状体、晶状体悬韧带和睫状体之间的腔隙称为眼房，眼房被虹膜分为前房和后房，二者借瞳孔相通。

前房的前界为角膜和一小部分巩膜，后界是睫状体的一部分、虹膜的前面、瞳孔和瞳孔后方的晶状体部分。前房的深度约3mm，并随年龄而变化，儿童期随年龄增长，前房逐渐加深，20岁左右达最大深度，此后又逐渐变浅。屈光状态也影响前房的深度，远视眼的前房较浅，近视眼的前房较深。

后房是虹膜后面、睫状体、晶状体悬韧带和晶状体赤道部之间的环形间隙。

眼房内充满透明的液体，称为房水。房水由睫状体上皮细胞产生，先进入后房，然后经瞳孔到前房，再通过前房角小梁网中内皮细胞的胞饮作用，流入Schlemm管，经集合管流入巩膜静脉丛，最后汇入巩膜表面的睫状前静脉，由眼静脉回流（图6-1、动6-1）。房水的主要成分是水（98.1%），其余为微量蛋白质、氯化钠及糖等营养物质，以及乳酸和二氧化碳等代谢产物。

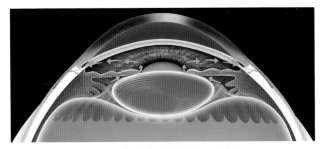

图 6-1　房水产生与排出示意图

前房角也就是前房的周边部，又称虹膜角膜角。前房角位于角膜周边与虹膜根部的连接处，由角膜、巩膜、睫状体和虹膜构成。在前房角的角膜侧有环形的小梁网组织，系多层束状或板片状的扁平、交叉网孔样结构，由胶原纤维为核心其外被覆内皮细胞组成，覆盖角巩膜侧的 Schlemm 管，是房水排出的主要通道。在前房角镜下，房角由前往后依次可见到如下结构：Schwalbe 线、小梁网、巩膜突、睫状体带和虹膜根部（图 6-2）。

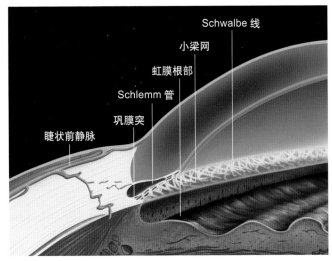

图 6-2　前房角模式图

　　房水流出通道中存在的阻力，使眼球具有一定的压力，称为眼内压。在正常情况下，房水保持产生和流出的动态平衡，维持适当的眼内压。眼内压对维持眼球的外形和功能极为重要。

　　房水作为屈光间质的一部分，除有屈光作用外，还有营养角膜、晶状体和玻璃体，维持无血管的晶状体的代谢，调节眼内压的作用。

第二节　晶状体

　　晶状体位于瞳孔和虹膜后面。晶状体前面与虹膜的瞳孔缘部轻微接触，将瞳孔缘稍推向前，后面与玻璃体前方的玻璃体窝相贴（图 6-3）。晶状体赤道部前后有悬韧带与睫状体相连，当悬韧带紧张时，牵拉晶状体赤道部呈齿轮状。

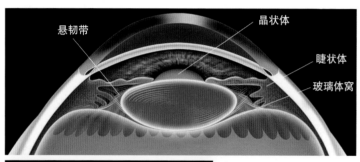

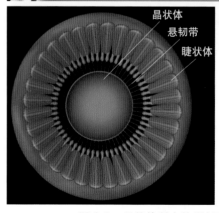

图 6-3　晶状体所在位置剖面图及后视图

晶状体是形如双凸透镜的无色透明组织，前后两面交界处称为晶状体赤道部，两面的顶点分别称为晶状体前极和后极。晶状体直径为 9 ~ 10mm，厚度一般为 4 ~ 5mm，随年龄增长而缓慢增加。晶状体的曲率半径前面约 10mm，后面约 6mm。因此，后面的凸度比前面大。

晶状体由晶状体囊和晶状体纤维组成。晶状体囊为一层具有弹性的均质基底膜，前囊比后囊厚约 1 倍。在前囊下有一层上皮细胞，从胚胎期开始，上皮细胞就不断地向周边部增生。移位至晶状体赤道部的上皮细胞不断增生并拉长，形成晶状体纤维而叠加于原有纤维的表面，并将旧的纤维挤向中心，这种生长维持终身。因此，晶状体中央部的纤维年龄最大，密度较高，逐渐硬化而形成晶状体核，较新的晶状体核外纤维称为晶状体皮质（图 6-4）。晶状体富有弹性，但由于晶状体核随年龄增长而逐渐浓缩、增大，晶状体的弹性也逐渐随之减弱。图 6-5 为核性白内障患者的眼前节照片，裂隙光将晶状体做了一个矢状切面，可识别硬化的核和周围不同的核层和皮质。

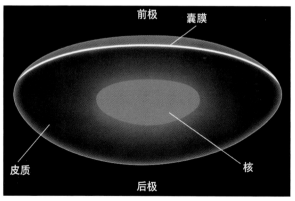

图 6-4 晶状体断面模式图

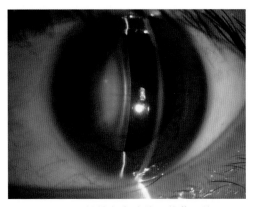

图 6-5　核性白内障的眼前节照片

第三节　玻璃体

玻璃体为透明的胶质体,外包以较为黏稠、致密的玻璃体皮质,充满于玻璃体腔,占眼内容积的4/5,约4.5 ml。玻璃体前面为一凹面,称为玻璃体窝,以容纳晶状体,其他部分与视网膜和睫状体相贴。玻璃体窝和晶状体后囊间有环形粘连(图 6-6),在青少年时粘连较紧密,老年时变松弛而容易与晶状体相分离,称玻璃体前脱离。玻璃体在锯齿缘前后及睫状体平坦部与视网膜黏着较紧,称为玻璃体基底部。玻璃体中央有一 S 形管,称为 Cloquet 管(图 6-6),为初发玻璃体和玻璃样血管的遗迹。此管在胚胎期为连接视盘与晶状体后方的玻璃体动脉,胚胎 8 个月左右,该动脉退化而完全消失。若不退化或退化不完全,则形成玻璃体动脉残留。

玻璃体内的水与黏多糖、透明质酸分子交联,成为黏稠、富有弹性的胶体,有缓冲震动、保护视网膜的功能。另外,玻璃体还具有屈光和支撑视网膜的作用。

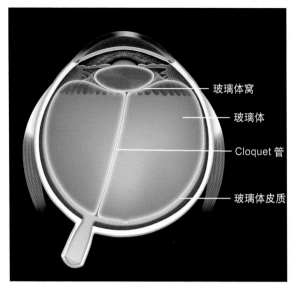

图 6-6　玻璃体在眼内的模式图

第四节　晶状体悬韧带

　　晶状体悬韧带位于虹膜后面，是连接晶状体赤道部和睫状体冠部之间的透明纤维条带。晶状体悬韧带为发亮且具有弹性的细丝，粗约 35μm。

　　晶状体悬韧带共分三部分（图 6-7）：一部分起自睫状突，附着于晶状体赤道部后囊上；另一部分起自睫状体扁平部，向前延伸与睫状突发出的纤维交叉，附着在晶状体赤道部的前囊上；还有一部分起自锯齿缘，与玻璃体前界膜接触，止于晶状体赤道部的后囊。

　　晶状体悬韧带的作用：①固定及维持晶状体的位置；②通过睫状肌的收缩或松弛，改变悬韧带的紧张度以改变晶状体的屈折力，参与屈光调节过程。正常生理情况下视近物时，睫状肌收缩，悬韧带放松，晶状体前移并曲度增大，屈光能力增强（图 6-8、动 6-2）。如果因为外伤或者其他疾病导致悬韧带松弛或者断裂，就会引起晶状体的脱位。

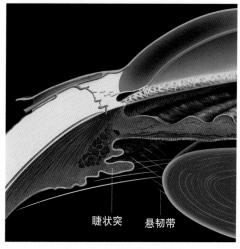

图 6-7　晶状体悬韧带

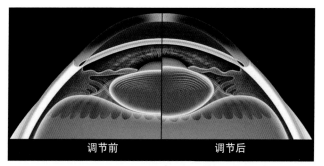

调节前　　　调节后

图 6-8　晶状体调节图

动 6-2　晶状
体调节的动画

第 **7** 章

眼球的血管与神经

第一节　眼球的动脉

　　眼的血液供应主要来自颈内动脉的分支——眼动脉，少部分来自颈外动脉系统。眼动脉在视神经下方经视神经管入眶，先居视神经外侧，再经其上方与上直肌之间至眶内侧，在眶内主要分支为视网膜中央动脉和睫状后动脉。

一、视网膜中央动脉

　　视网膜中央动脉为眼动脉眶内段的分支，在眼球后 9～12mm 处从内下或下方进入视神经中央，再经视盘穿出，分为颞上、颞下、鼻上、鼻下 4 支，然后逐级分支，这些毛细血管不与其他血管系统的毛细血管相吻合，也不会达到锯齿缘，因而在锯齿缘处形成一无血管地带。

二、睫状后动脉

　　睫状后动脉按部位和走行分为睫状后短动脉与睫状后长动脉（图 7-1 和图 7-2），营养除视网膜内 5 层与部分视神经以外的整个眼球。

　　1. **睫状后短动脉**　睫状后短动脉为眼动脉的分支，自视神经周围穿入巩膜，在脉络膜内逐级分支，营养脉络膜及视网膜外 5 层（图 7-1）。

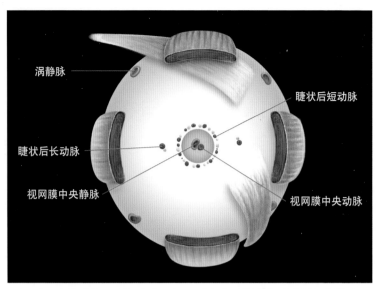

图 7-1　睫状后长、后短动脉及视网膜中央动静脉从球后进入的模式图

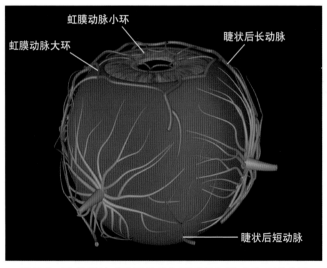

图 7-2　睫状后长动脉及其参与形成的虹膜动脉环模式图

2. **睫状后长动脉**　由眼动脉分出 2 支睫状后长动脉, 于视神经的鼻侧与颞侧穿入巩膜, 经脉络膜上腔到达睫状体部 (图 7-3)。睫状后长动脉的少数分支返回脉络膜前部, 与睫状后短动脉吻合, 营养脉络膜的前部; 大多数分支到睫状体前、虹膜根部后面, 与睫状前动脉的穿通支相连, 组成虹膜动脉大环, 营养虹膜与睫状体; 大环再发出一些小支向前, 在近瞳孔缘处形成虹膜动脉小环, 一些小支向内至睫状肌和睫状突, 构成睫状体的血管网 (图 7-2)。

三、睫状前动脉

睫状前动脉是由眼动脉的分支——肌动脉在直肌腱止端处发出的分支。大的穿通支距角膜缘 3～5mm, 垂直穿过巩膜经脉络膜上腔到睫状体, 参与虹膜大环的组成; 较小的巩膜上支, 前行至角膜缘, 组成角膜缘血管网, 并发出分支至前部球结膜, 称为结膜前动脉; 还有小的巩膜内支, 穿过巩膜, 终止在 Schlemm 管周围 (图 7-3)。

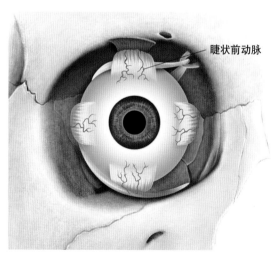

睫状前动脉

图 7-3　睫状前动脉由眼动脉的分支——肌动脉分出

第二节　眼球的静脉

一、视网膜中央静脉

视网膜中央静脉与同名动脉伴行，静脉颜色较动脉暗，管径较粗，二者之比约为 2 ∶ 3。视网膜中央静脉收集视网膜内层的血液回流，流经眼上静脉经眶上裂入海绵窦，少数可不经眼上静脉直接回流到海绵窦。

二、涡静脉

涡静脉位于眼球壁脉络膜外层的静脉呈辐辏状集合于眼球的中纬线附近，组成 4 条涡静脉（偶尔有 6 条者）。两条在眼球的上部，两条在眼球的下部，位于上、下直肌的两侧，没有动脉相伴行。涡静脉一般在中纬线后 6mm 处斜穿巩膜。上外侧者最靠后，距中纬线约 8mm；下外侧者最靠前，距中纬线约 5.5mm。涡静脉汇集全部脉络膜及部分虹膜、睫状体的血液，经眼上、眼下静脉回流到海绵窦（图 7-4）。

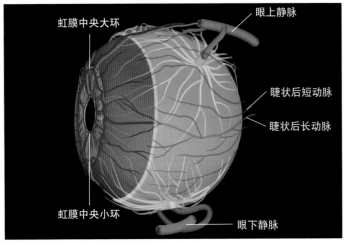

图 7-4　眼球动静脉血管图

三、睫状前静脉

睫状前静脉是睫状前动脉的伴行静脉，但较动脉细小，由睫状体静脉网和角膜缘静脉网汇合而成，巩膜静脉窦通过房水静脉也汇入睫状前静脉。该静脉收集眼球前部虹膜、睫状体及巩膜等处的血液。上半部静脉血进入眼上静脉，下半部静脉血进入眼下静脉，大部分经眶上裂注入海绵窦，部分经眶下裂注入面静脉及翼静脉丛，回流入颈外静脉。

第三节　眼球的神经

除作为眼球的主要感觉神经——视神经外，眼球本身的感觉和运动等由睫状神经支配（图 7-5）。

睫状神经分睫状短神经和睫状长神经。

一、睫状短神经

睫状短神经由睫状神经节发出 6 ～ 10 条睫状短神经，在视神经周围及眼球后极部穿入巩膜，向前进入眼球。

眼球后的睫状神经节属副交感神经节，呈扁平长方形，位于视神经与外直肌之间、总腱环前 10mm 处。

睫状神经节接受 3 种不同来源的神经根加入。

1. 长根为感觉根　也称鼻睫神经与睫状神经节交通支，长为 6 ～ 12mm，由鼻睫神经出眶上裂未跨视神经前发出，在视神经的外侧进入睫状神经节的后上角，在睫状神经节内不换神经元，随睫状短神经进入眼内。此根含有来自角膜、虹膜和睫状体的感觉纤维。

2. 短根为运动根　神经纤维为 E-W 核发出的副交感神经节前纤维，随动眼神经进入眶内，再由下斜肌支分出，长为 1 ～ 2mm。在睫状神经节内交换神经元，节后纤维随睫状短神经进入眼内，含有到瞳孔括约肌和睫状肌的副交感神经。

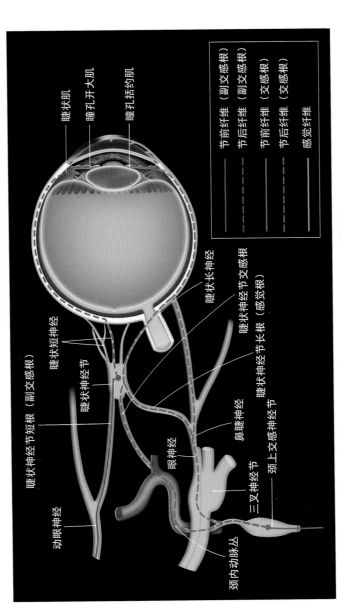

图 7-5 支配眼球的神经（左眼）模式图

3.交感根　为交感干颈上神经节的节后纤维，由颈内动脉丛发出一细支，经睫状神经节长、短根之间进入睫状神经节，在节内不换神经元，随睫状短神经进入眼内，分布于葡萄膜的血管平滑肌和瞳孔开大肌。但应该注意的是，这种来自颈上神经节的交感纤维，经睫状神经节通过睫状短神经支配瞳孔开大肌是一种非常规路径。一般来说，瞳孔开大肌由来自睫状长神经的交感神经纤维支配。

二、睫状长神经

睫状长神经为第Ⅴ对脑神经第 1 支眼神经的鼻睫状神经分支，鼻睫神经在跨过视神经时分出 2～3 条睫状长神经。在进入眼球前，睫状长神经还有来自颈内动脉丛的交感节后纤维加入。睫状长神经经巩膜的后部穿入，在脉络膜上腔向前，分布于锯齿缘之前的巩膜、角膜、睫状体和虹膜。

睫状神经的感觉纤维只分布于的眼球纤维膜和葡萄膜，视网膜无普通感觉神经。这些感觉纤维司巩膜、角膜、脉络膜、睫状体和虹膜的感觉。

睫状神经的副交感纤维司瞳孔括约肌和睫状肌的运动。

睫状神经的交感纤维司眼内血管舒缩和瞳孔扩大。

第二篇

眼附属器

第 8 章

骨 性 眼 眶

第一节　骨性眼眶概述

　　骨性眼眶位于面上部鼻根两侧，眶内容纳了眼球、眼外肌、泪腺、血管、神经和筋膜等。

　　骨性眼眶是两个向前外方开口、近似四面体的锥形空腔，左右对称。锥的底部是眶腔在前方的开口。从眶口沿着向后内侧走行的轴线，骨性眼眶逐渐缩窄，最后的眶尖部为锥的顶端。国人骨性眼眶的容积在成人约为28ml，眼球位于眼眶的前部，眼眶容积与眼球之比为4.5：1。成人骨性眼眶的眶口水平径约为40mm，垂直径约为35mm，儿童眶口的水平和垂直径几乎相等，随年龄的增长而增加，其中水平径增加较多。

　　眼眶上壁与颅前窝相隔，眶内壁和眶下壁与副鼻窦相邻，外壁外有坚实的颞肌和颧弓保护。眶尖有视神经孔、眶上裂等与颅腔相通；眶下裂与翼腭窝相通。眶内的神经血管都经由这些孔和缝进入。

　　眶轴是眶口平面中点至眶尖中点的连线，也即眶深。正常成人眶轴（眶深）的长度约48mm，眼眶内壁较长，自眶缘到眶尖长44～50mm，外壁较短，自眶缘到眶尖为40～45mm。因而手术器械进入眶内或球后麻醉时针头进入眶内，深度不宜超过40mm。两个眼眶内壁相隔约25mm，几乎是平行的。眼眶开口缘骨质较厚且坚实，称为眶缘。眶上缘与眶下缘的连线正好在角膜顶点或稍前方；但眶内外缘的连线，眼球前 1/3 在连线前，后 2/3 在连线后（图 8-1）。

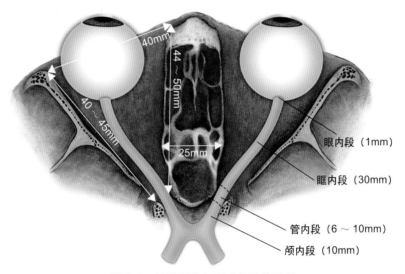

图 8-1　骨性眼眶与眼球位置关系图

双眼眶轴在后方的交角称分歧角，有较大的个体差异。当眶轴分歧角为 45°时，两眼的视轴几乎平行，眶轴与视轴的夹角约为 22.5°。眼眶内、外两壁之间的夹角约 45°。两眶内壁几乎平行，外壁所成之角称眼眶外壁角，近于 90°。自鼻根到两眶外缘所成之角称眶角，约 145°（图 8-2）。

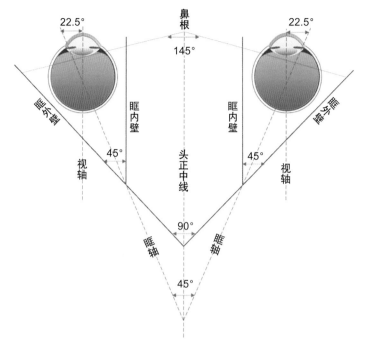

图 8-2　眼眶内外壁、眶轴、视轴与眶角示意图

第二节　骨性眼眶的构成

　　骨性眼眶由 7 块骨，即额骨、蝶骨、筛骨、腭骨、泪骨、上颌骨和颧骨，构成眼眶的 4 个壁，即上壁、下壁、内壁和外壁（图 8-3）。

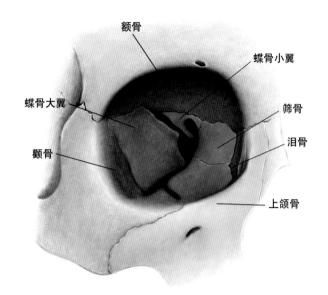

额骨

蝶骨小翼

蝶骨大翼

筛骨

泪骨

颧骨

上颌骨

图 8-3　骨性眼眶正面观

骨性眼眶的四壁

1. **眶外壁**　眼眶外壁呈基底向前的三角形，由颧骨的眶面和蝶骨大翼的眶面构成，后部以眶上、下裂为界。前部距眶缘 1cm 处稍凹陷，此处为眼眶最大径。中部平坦，后部微向前凸。外壁的前 1/3 由颧骨的眶面构成，后 2/3 由蝶骨大翼的眶面构成。眼眶外壁较厚，是四壁中最坚固的一壁，尤以眶缘处最坚固。眶外壁前缘较内壁的前缘偏后，接近眼球赤道部的水平。外壁眶缘至眶上裂距离约 4cm。因此眼球在外侧暴露较多，有较鼻侧宽的外侧视野，但也增加了受外伤的概率。外壁是四壁中唯一不与鼻窦相邻的一个壁（图 8-4）。由于外壁短，眼球后部易于经此暴露，进行眶内手术时，常采用眶外壁入路。

眶外壁和眶顶交界处为蝶额缝，在外壁后上部分，蝶骨大、小翼构成眶上裂。眶外壁的后下端，蝶骨大翼下缘和光滑的上颌窦后壁构成眶下裂。眶下裂后为翼腭窝。位于眶外缘后 5mm 的眶外壁前部，有由颧骨构成的眶外结节，是外直肌制止韧带、眼

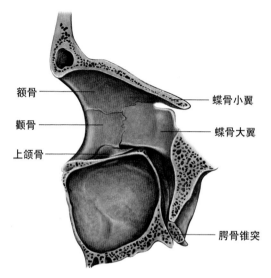

额骨　　　　　　　　　　蝶骨小翼

颧骨　　　　　　　　　　蝶骨大翼

上颌骨

　　　　　　　　　　　　腭骨锥突

图 8-4　眼眶外侧壁

球悬韧带、睑外侧韧带和上睑提肌腱膜等组织的附着点。眶外缘
上 1/4 交界处为颧额缝，此处骨膜与骨质粘连较紧，外侧开眶分
离骨膜时较难。

　　2. 眶内壁　呈长方形，从前向后依次由上颌骨额突、泪骨、筛
骨眶板和蝶骨体构成（图 8-5）。

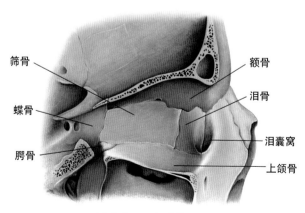

筛骨　　　　　　　　　　额骨

　　　　　　　　　　　　泪骨

蝶骨

　　　　　　　　　　　　泪囊窝

腭骨　　　　　　　　　　上颌骨

图 8-5　眶内壁模式图

此壁前部有由上颌骨额突和泪骨构成的泪囊窝,其下方与骨性鼻泪管相连续。泪囊窝的前界为泪前嵴,后界为泪后嵴,自泪后嵴的下方向前内成一钩状弯曲,形成泪囊窝的外界。泪囊窝的大小因人而异,男性稍大于女性,成人男性平均高度为 16mm,宽度为 7.8 ～ 9.0mm。泪囊窝骨壁的构成也常有变异,如主要由上颌骨额突构成,则泪囊窝骨壁厚;主要由泪骨构成,则泪囊窝骨壁薄。泪囊手术对泪囊窝骨壁钻孔时需注意。

眶内壁与筛窦相邻,是四壁中唯一不呈三角形的骨壁,也最为薄弱,尤其是筛骨眶板,厚仅为 0.2 ～ 0.4mm,故又称筛骨纸板,眼外伤时最容易造成骨折破碎。眶内壁的中部、筛骨眶板与额骨眶板接缝处,有筛前孔和筛后孔,筛前、筛后血管和神经由此穿出。筛前、筛后孔向后延续即达视神经管上缘。从泪前嵴至筛前孔约 24mm,筛前孔至筛后孔 12mm,筛后孔至视神经孔前端 5 ～ 6mm。

眶内壁的筛骨眶板是眶减压的部位,筛骨与额骨接缝是筛窦的顶部,切除骨质时超过此缝可能暴露额叶硬脑膜,应予注意。

3. 眶上壁 又称眶顶,大致呈三角形,由额骨眶板和蝶骨小翼构成,额骨眶板形成前方的大部,蝶骨小翼形成后方的三角(图 8-6)。眶上壁的后部较平坦,前部明显凹陷,凹陷最显著处与眼球赤道部相对应。眶上壁与颅前窝相邻,除蝶骨小翼部分厚约 3mm 外,其余均薄而脆弱,是颅底骨折的好发部位之一。

眶上壁外侧的额骨颧突之后,有一较大的凹陷,为泪腺所在处,称泪腺窝。眶上壁与眶内壁交界、距眶缘约 5mm 处,有一圆形的滑车小凹,为滑车的附着处。外伤或手术操作伤及滑车,可导致上斜肌功能障碍。眶上缘中内 1/3 交界处为眶上切迹,常见韧带骨化形成的眶上孔,有眶上神经血管通过。眶上切迹鼻侧 10mm 处有一沟,为滑车上神经和额神经经过所致。在眶上壁后部的尖端,有一卵圆形孔,视神经由此进入颅内,称视神经孔。

4. 眶下壁 又称眶底,呈三角形,是眶壁中最短的一壁,由上颌骨眶面、颧骨眶面和腭骨眶突构成(图 8-7)。

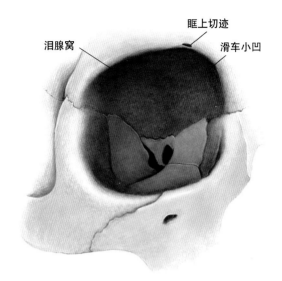

图 8-6 眶上壁模式图

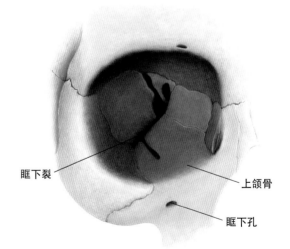

图 8-7 眶下壁模式图

　　鼻泪管位于眶下壁前内角，向前、下、后 2cm 进入下鼻道。

　　腭骨位于眶下壁最后端，在经上颌窦行眶底减压时，它是重要标志。

第三节　眶壁的裂和孔

　　眼眶骨壁有视神经孔、眶上裂和眶下裂等主要结构（图 8-8）。

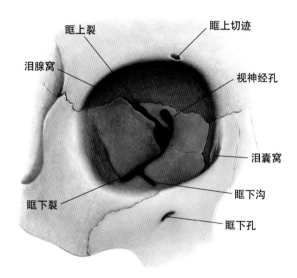

　　图 8-8　骨性眼眶的孔、裂及窝沟示意图

　　1. 视神经孔　为位于眶尖部的圆孔，是由蝶骨小翼两个根形成的孔隙，直径为 4～6mm。由此孔向后内侧为视神经骨管，与颅中窝相通。其走行向内成 45°角，向上成 15°角，在鼻内镜下经筛、蝶入路手术时，可见到视神经管内壁的走行。视神经管长 4～9mm，管中有视神经及其鞘膜、眼动脉及交感神经纤维通过。

　　视神经管有 3 个壁：内壁、顶壁和外壁。

　　（1）内壁：是眶内壁最上和最后端的延伸，并在蝶窦外壁前上部形成骨压迹。但视神经管内壁的形成可有变异，由于筛窦过度汽化，后组筛窦向蝶窦外上方延伸，该壁部分或全部可由筛窦气房所包绕。

（2）顶壁：视神经管顶部是蝶骨小翼的根部。视神经管内壁和顶部联合，其骨壁厚度2.3mm。视神经管顶与蝶窦顶相连，构成颅前窝底。

（3）外壁：由起源于蝶骨体下部的小翼柱构成。视神经管外侧柱位于Zinn环内，构成眶上裂的内界。鼻内镜经筛蝶入路不能达到此处，但经颅手术可将此切除。

2. 眶上裂　位于视神经孔外下方，是蝶骨大翼和蝶骨小翼之间的狭长间隙，也是眶上壁和眶外壁的分界。眶上裂内侧是蝶骨体，最前端是额骨，其外端由额骨封闭。眶上裂外段窄而内段较宽，连接眶腔和颅腔，与颅中窝相通，长约22mm，内段有第Ⅲ、Ⅳ、Ⅵ对脑神经和第Ⅴ对脑神经眼支、眼上静脉和部分交感神经纤维通过（图8-9）。此处受损可累及通过的神经、血管，出现眶上裂综合征。

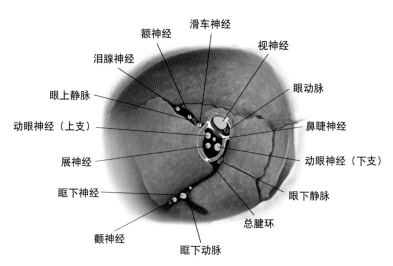

图 8-9　眶尖及进入眶内的相关结构

3. 眶下裂 位于眶外壁和眶下壁之间，上方是蝶骨大翼，下方是上颌骨和腭骨眶突，外侧是颧弓。眶下裂在视神经孔外下方、近眶上裂内端起始，向前、向外，长约 20mm，其前端距眶下缘约 20mm 延续成眶下管。眶下裂连接翼腭窝和颞下窝，其内有眶下神经、眶下动脉及眶下静脉等通过（图 8-8）。

眶下神经经翼腭窝进入眶底，在眶下裂前端进入眶下管，最后经眶下孔达面部。手术经骨膜下分离等操作均在眶下神经之上进行，所以在处理此处尤其是眶底骨折时或眶底减压手术中勿损伤眶下裂结构。

4. 筛前孔和筛后孔 位于眶上壁和眶内壁间的额筛缝或缝附近的额骨内，连通眶壁与颅前窝，内有筛前、筛后动脉与神经通过。

第 **9** 章

眶骨膜、球筋膜与眶脂体

第一节　眶骨膜与球筋膜

一、眶骨膜

眶骨膜是附着在骨性眼眶内表面的菲薄而坚韧的结缔组织，在骨缝处紧密粘连。眶骨膜被覆于眶的各壁，在后方视神经孔、眶上裂处与硬脑膜相接，向下经眶下裂与颞下窝及翼腭窝的骨膜相连续，向前经眶缘与额骨及颜面骨的骨膜相接。在泪沟处，眶骨膜分两层包裹泪囊，被覆于沟顶的一层称泪筋膜。在眶口的骨膜稍厚形成一圆环称缘弓。

二、球筋膜

球筋膜或称眼球囊、Tenon 囊，为包裹着眼外肌的菲薄的纤维组织膜（图 9-1）。球筋膜在角膜缘后 3mm 处，逐渐融入结膜下结缔组织，向后与肌间膜融为一体，于视神经周围与视神经鞘融合。眼球筋膜与眼球之间的腔隙称巩膜上腔或球筋膜下腔，眼球在此腔隙内活动，支配眼球的神经也都经过此腔隙，手术时可于此注入麻醉药进行麻醉。

球筋膜的前部最薄，后部逐渐增厚，但围绕视神经的部分又变薄。球筋膜的前部，眼肌、睫状前动静脉贯穿其中；球筋膜的中部、眼球中纬线的稍后方，有涡静脉贯穿；球筋膜后部有视神经、睫状血管、睫状神经贯穿，由于后部筋膜薄且富有弹性，视神经、

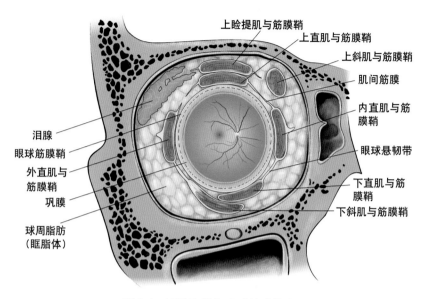

上睑提肌与筋膜鞘
上直肌与筋膜鞘
上斜肌与筋膜鞘
肌间筋膜
内直肌与筋膜鞘
眼球悬韧带
下直肌与筋膜鞘
下斜肌与筋膜鞘

泪腺
眼球筋膜鞘
外直肌与筋膜鞘
巩膜
球周脂肪（眶脂体）

图 9-1　眼外肌鞘与眼球筋膜模式图

眼状神经和睫状血管可以自由活动，同时将肌锥内的眶脂肪与巩膜分隔开。眼球做一般转动时，只在眼球筋膜内转动；当大幅度转动时，则眼球连同球筋膜及其周围组织一起转动。

从眼球筋膜囊延伸出三个重要部分。

1. 眼外肌肌鞘　每一条眼外肌从起点到止点都由筋膜包裹，称为肌鞘。肌鞘在后部较薄，在赤道部穿过 Tenon 囊时开始变厚并一直延展至肌止点。在赤道之前，眼外肌与巩膜之间几乎没有筋膜组织，只有"踏板式"结缔组织衬在眼外肌与眼球之间。肌鞘表面平滑且无血管，使得眼外肌能够在眼球表面平稳地滑动。眼外肌穿过 Tenon 囊进入囊下空腔后附着于巩膜，4 条直肌肌鞘及肌间膜在眼球赤道后围成肌锥，肌锥与眼球之间的间隙为肌锥内间隙，肌锥与眶骨膜之间的间隙为肌锥外间隙。

2. 下支持韧带　又称悬韧带或 Lockwood 韧带，在眼球的下方，由下直肌、下斜肌、内外直肌的肌鞘结缔组织融合构成（图 9-2），同时又与该处的 Tenon 囊相连接，鼻侧固定于泪骨，颞侧附着于

颧骨结节，形成一个吊床式的筋膜，对眼球起支持作用。眶减压
术时即便去除眶下骨壁，眼球也不会下沉。该韧带还与下睑缩肌
相连。

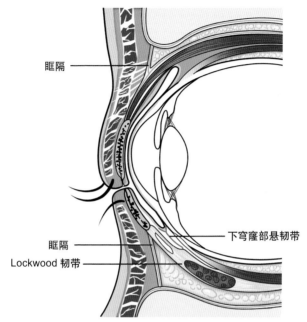

图 9-2　Lockwood 韧带及周围结构模式图

3. 内外侧制止韧带　又称翼状韧带，它从内、外直肌赤道前
的肌鞘开始，穿过 Tenon 囊，向前向外伸展呈三角形通过内眦和
外眦韧带附着在眶壁上。内直肌的制止韧带附着在后泪嵴后面的
泪骨、眶隔、结膜内眦部以及泪阜等处，称内侧制止韧带；外直
肌的制止韧带穿过 Tenon 囊向前伸展，呈扇形附着在颧骨结节、
外眦韧带的后方及结膜外眦部，称外侧制止韧带。制止韧带的主
要功能是：①固定眼球；②对抗四条直肌的向后牵引作用，使眼
球不至于内陷；③使眼球的转动平顺协调，遏制某一眼肌的过度
收缩，限制眼球的过度外转或内转。正因为此，在做眼外肌后徙
手术时，必须完全断离节制韧带，才能获得最大的手术效果。

第二节 眶脂体

在眼眶内,有大量的脂肪组织支撑眼球,从肌锥到角膜缘后10mm都有脂肪组织包裹,这些脂肪组织称眶脂体(图9-3)。

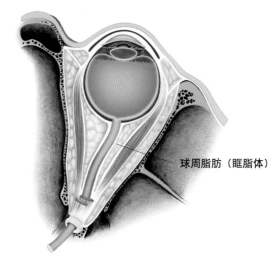

球周脂肪(眶脂体)

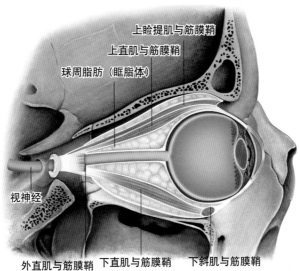

上睑提肌与筋膜鞘
上直肌与筋膜鞘
球周脂肪(眶脂体)
视神经
外直肌与筋膜鞘   下直肌与筋膜鞘   下斜肌与筋膜鞘

图 9-3   眼球水平切面、冠状切面及矢状切面所见的眶脂体模式图

眶脂体充填于眼球与眼肌、眼肌与眶骨膜之间，Tenon 囊将其与巩膜分隔开，肌漏斗以外的为周围部，以内的为中央部。在眼球后方、视神经与眼球诸肌之间眶脂体量较多。角膜缘后 10mm 处 Tenon 囊的完整性非常重要。如果手术中损伤了 Tenon 囊，会造成脂肪脱出，形成限制性粘连，从而影响眼球的正常运动功能。

第 10 章

眼　外　肌

　　眼外肌是司眼球运动的横纹肌，每眼有 6 条，按其走行方向分为直肌和斜肌。其中内直肌、下直肌、外直肌、上直肌 4 条直肌的起始腱在眶尖处互相紧密相连，形成坚固的环形肌腱，称总腱环。此环围绕视神经孔和眶上裂鼻侧的周围，上睑提肌和上斜肌肌腱的起始部虽紧靠总腱环，但严格来说，均在总腱环之外（图 10-1）。以上各肌围绕视神经分别向前展开，附着于眼球的不同位置（图 10-2）。

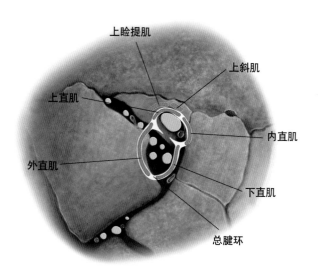

上睑提肌
上斜肌
上直肌
内直肌
外直肌
下直肌
总腱环

图 10-1　总腱环

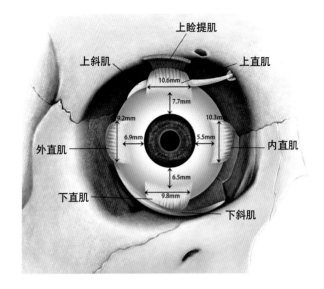

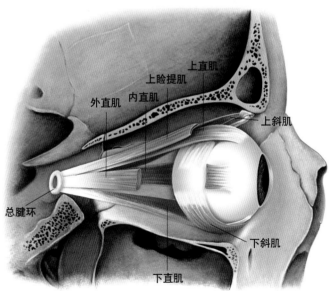

图 10-2　眼外肌前面观与侧面观

第一节　上直肌

上直肌起自总腱环上部，位于上睑提肌的下面，沿上睑提肌与眼球之间的空隙，向前向外伸展，止于角膜上缘后方 7.7mm 处巩膜（图 10-3）。上直肌长约 41.8mm，肌宽 10.2mm，腱长 5.8mm，在巩膜附着肌腱宽约 10.6mm。上直肌是 4 条直肌中最长、最小、力量最单薄者，由动眼神经支配。上直肌与上睑提肌在起始端与视神经鞘的上方紧贴，两者在赤道后有共同的筋膜，因此可互相影响。

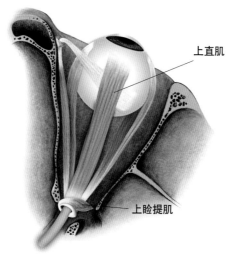

图 10-3　上直肌与周围结构关系模式图（上面观）

因该肌走行方向与眼球视轴成 23°角，肌腱附着处略呈弧线，鼻侧比颞侧靠前，所以在第一眼位（原眼位）收缩时，主要作用为上转，次要作用为内转和内旋；当眼球外转与第一眼位成 23°角时，则上直肌只发挥上转作用，次要作用消失；当眼球内转与第一眼位成 67°角时，由于节制韧带的限制，该肌只有次要作用，而主要作用消失。

上直肌与上睑提肌的联系虽不如下直肌与下眼睑紧密，但是减弱或加强上直肌也能造成睑裂的变化。对于上直肌肌力减弱造成的下斜视，常伴有假性上睑下垂。

第二节 下直肌

下直肌起源于总腱环下部，沿眼球与眶底之间，越过下斜肌上方前行，附着于角膜下缘后 6.5mm 处巩膜上（图 10-4）。其肌长约 40mm，肌宽为 10mm，腱长 5.5mm，附着处腱宽 9.8mm，下直肌是 4 个直肌中最短的。下直肌走行与眼球视轴成 23°角，由动眼神经支配。当在第一眼位时，其主要作用为下转，次要作用为内转及外旋；当外转 23°时，只有主要的下转作用，次要作用消失；当眼球内转与第一眼位成 67°角时，则主要作用消失，只有内转及外旋作用。

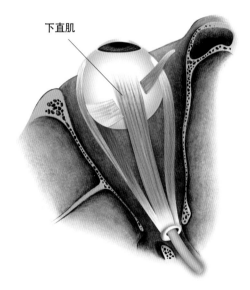

下直肌

图 10-4 下直肌与周围结构的关系模式图（下面观）

下直肌与下斜肌及下睑存在着筋膜相互连接的关系，手术中后徙或减弱下直肌可使下眼睑退缩，从而使睑裂开大；而下直肌的缩短或加强手术则使睑裂变小。因此，任何与下直肌相关的手术都有可能影响到睑裂的大小，故下直肌手术量不宜太大，一般不超过 5mm（截除或后徙），否则会影响下斜肌及下睑的功能。

第三节   内直肌

内直肌又称内水平肌、内收肌，该肌起源于总腱环内侧偏下方，在眼球与眶内壁之间向前，附着于鼻侧角膜缘后 5.5mm 处巩膜上（图 10-5）。内直肌肌长约 40.8mm，肌肉宽度 10.3mm，肌腱长 3.7mm，附着处宽 10.3 ～ 10.5mm。内直肌为最强大的眼外肌，由动眼神经支配。第一眼位该肌收缩时使眼球内转。当视线高过水平线可助眼球上转，当视线低于水平线时，可助眼球下转。

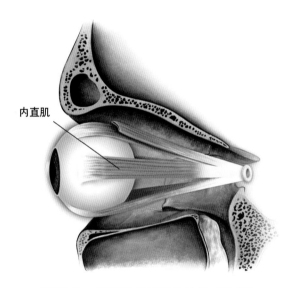

内直肌

图 10-5   内直肌与周围结构的关系模式图

第四节   外直肌

外直肌又称外水平肌、外展肌，该肌与其他直肌的单头起点不同，它分两头分别起自于总腱环的外侧和眶上裂外侧缘骨突，距视神经最远（图 10-6 和图 10-7）。该肌沿眼球与眶外壁之间前行，从外侧跨过下斜肌的附着点，附着于距颞侧角膜缘 6.9mm 处巩膜上。其肌长约 46.0mm，肌宽 9.2mm，腱长约 9mm，附着处腱宽约 9.92mm。外直肌由展神经支配。因肌肉走行方向与眼球视轴一致，在第一眼位外直肌收缩时，仅使眼球外转，但当视线超过水平线或低于水平线时，可助眼球上转或下转。

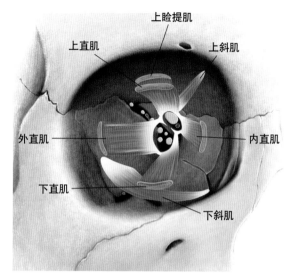

图 10-6　眼外肌在总腱环的起点

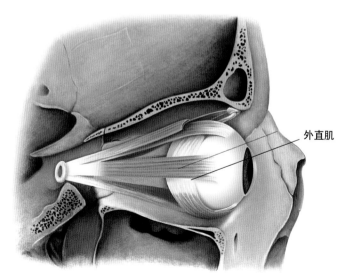

图 10-7　外直肌与周围结构关系模式图

第五节　上斜肌

　　上斜肌起自视神经孔鼻上缘眶骨膜，也即内直肌在总腱环起始处的内上侧，经上直肌与内直肌之间，沿眶上壁与眶内壁交角处前行，在接近眶内上缘距滑车约 10mm 处变为肌腱，穿过滑车的纤维环后，再急剧反折向后外方，经上直肌肌腹下，肌腱开始变扁，越过眼球赤道部，附着在眼球赤道稍后颞上方的巩膜壁上（图 10-8）。附着线为弧形，其前端距上直肌附着线颞侧端之后约 5mm，距角膜缘 13mm，附着线后端距视神经 6.5mm。该肌长约 60mm，肌宽为 10.7mm，腱长 30mm，腱宽 9.4mm，为眼外肌中最长者，由滑车神经支配。

　　该肌穿过滑车后，折向眼球后外方，与视轴成 51°角，在第一眼位时，主要作用为内旋，次要作用下转及外转；当眼球内转与第一眼位成 51°时，上斜肌行走方向与视轴一致，该肌仅有下转作用；当眼球外转与第一眼位成 39°时，肌的作用方向与视轴呈直角，仅有内旋作用。

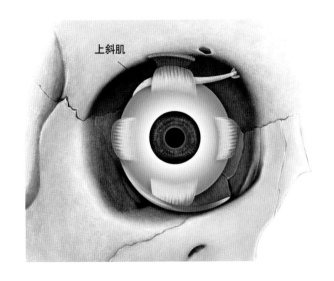

上斜肌

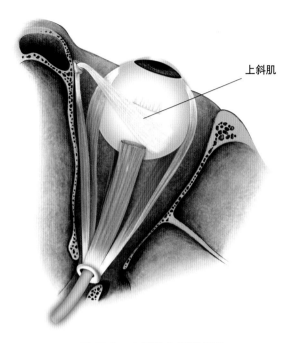

上斜肌

图 10-8 上斜肌走行模式图

第六节 下斜肌

下斜肌为唯一起始于前部眶壁的眼外肌。该肌起始于鼻泪管上端开口外侧的眶下缘稍后、上颌骨眶面泪沟外侧骨膜部位的粗糙区域（图 10-9）。起端为圆形肌腱，发出后向外后方走行，中段在下直肌之下与下直肌交叉，向外伸展达外直肌与眼球之间，以一极短的肌腱附着于眼球赤道后、外下部巩膜。该肌全长约37mm，平均肌宽 9.4mm，腱长 1mm，附着处宽 9.4mm，附着点后端距视神经约 5mm。距黄斑约 2.2mm，高于外直肌下缘 2mm。前端附着点距离角膜缘 12mm。该肌为最短之眼外肌，由动眼神经支配。下斜肌上方有眶脂肪及下直肌。下方为眶底，起始端与泪囊关系密切。

下斜肌与视轴成 51°，当第一眼位时，主要作用为外旋，次要作用为上转及外转；当眼球内转与第一眼位成 51°时，只发挥上转作用；当眼球外转与第一眼位成 39°时，可发挥外旋及轻度外转作用。

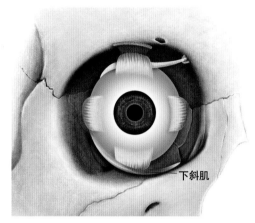

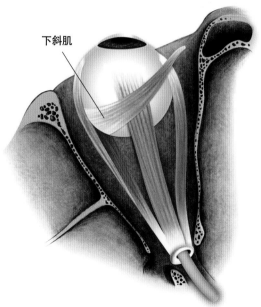

图 10-9　下斜肌走行的正面与下面观模式图

第 **11** 章

眼眶血管与海绵窦

第一节　眼眶的动脉

　　进入眶内的动脉主要有来自颈内动脉分支的眼动脉、来自颈外动脉分支上颌动脉的眶下动脉和脑膜中动脉的眶支。

一、眼动脉

　　眼动脉是颈内动脉在海绵窦内或刚从海绵窦穿出时发出的分支，是眼眶及眼球最主要的血液供应来源。眼动脉从颅内到眶内，其走行可分为颅内段、管内段及眶内段。眼动脉在颅内的起点均位于前床突尖前方，在管内段一般与视神经共同包于视神经的硬膜鞘中，沿视神经的下方，经视神经孔入眶。进入眶内后沿视神经向下外侧走行。在肌漏斗内走出视神经，居视神经与外直肌之间，并在动眼神经、滑车神经、展神经、三叉神经眼支、睫状神经节等结构的内侧前行，此时眼动脉呈弓状。然后跨过视神经，在视神经与上直肌之间，沿上斜肌下缘与内直肌之间到达眶隔后方，分出两个终末支，分布于眼睑皮肤。

　　眼动脉的分支一般分为眼组、眶组及眶外组。眼组分为视网膜中央动脉、睫状动脉；眶组分为泪腺动脉和肌动脉；眶外组分为筛后动脉、筛前动脉、眶上动脉、睑内侧动脉、鼻背动脉（终末支）（图 11-1）。

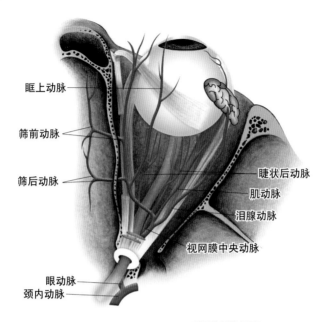

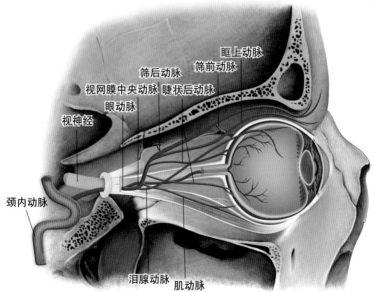

图 11-1 眼眶水平面与矢状面的眼动脉顶面观和侧面观模式图

眼动脉的主要分支如下。

1. 视网膜中央动脉　视网膜中央动脉在视神经孔前方自眼动脉发出，在距眼球后方 10mm 处的视神经下方，以 60°～80°角穿入视神经鞘膜的蛛网膜下腔，转向前行一小段后，再呈直角向上穿过软脑膜，在视神经中央向前进入视盘。视网膜中央动脉在视神经内，伴随有纤细的交感神经丛，其外侧有同名静脉——视网膜中央静脉。视网膜中央动脉离开视盘后，一般以两两分叉的方式反复分支至整个视网膜，在接近视网膜周边的锯齿缘处，呈环状形成一毛细血管弓。

2. 泪腺动脉　通常在眼动脉呈弓形处发出，较细而长，居眼动脉所有分支最外侧。泪腺动脉在眶的上外部行于上直肌与外直肌之间，在到达泪腺前接受脑膜中动脉的眶支的汇入，分布于泪腺。与泪腺动脉大致伴行的有泪腺神经及泪腺静脉。泪腺动脉到达泪腺后，分出上、下睑外侧的睑外侧动脉至上、下睑，参与睑板动脉弓的组成。脑膜中动脉是颈外动脉上颌支的分支，由眶上裂入眶，而泪腺动脉是颈内动脉的一个终末支，因此，脑膜中动脉与泪腺动脉的汇合处也是颈内外动脉交通的场所。

3. 肌动脉　眼动脉再向前行分出肌支，常有上、下两支，前者营养上直肌、上斜肌及上睑提肌；后者营养内、外、下直肌与下斜肌。4 条直肌的肌动脉在近眼球的肌止点处发出睫状前动脉，除外直肌只发出一支外，其余直肌均各发两支，沿巩膜浅层前行。在进入巩膜之前，睫状前动脉发出小支围绕角膜缘，与深部血管相连，组成角膜缘环状血管丛，是营养角膜的唯一血管。角膜病变时产生的新生血管也来自角膜缘环状血管丛。睫状前动脉在角巩膜缘附近穿过巩膜进入睫状体，又分成许多小支，除分支分布于睫状体外，与睫状后长动脉共同形成虹膜动脉大环并发返支营养脉络膜前部，同时与睫状后短动脉在锯齿缘后方吻合。

4. 睫状后动脉　由眼动脉发出睫状后动脉，向前走行不太长的距离后在视神经周围分成多个细小支，穿巩膜进入眼内。其中视神经内外侧各有一根为睫状后长动脉，其余为睫状后短动脉。

（1）睫状后长动脉：内、外侧的睫状后长动脉进入眼内后，在睫状后短动脉稍前方的脉络膜上腔前行，行程无分支。达锯齿缘后开始分支，一支返回向后进入脉络膜，称返支，分布于脉络膜前部；一支向深部进入睫状体，称睫状体支，分布于睫状肌；还有一支到达睫状体与虹膜相交处，在睫状肌环形纤维的前方，各分为上、下两支，和睫状前动脉相互吻合，在虹膜外侧参与形成虹膜动脉大环。由此再分支呈辐射状走向瞳孔，在近瞳孔缘处，相互吻合形成虹膜动脉小环。

（2）睫状后短动脉：约有 15 条，在进入巩膜之前，有分支分布于视神经周围的上巩膜；进入巩膜后，在视神经周围相互吻合成环状，称 Zinn 环，分布于视神经，再由此环发出分支，分布于视盘附近的视网膜。睫状后短动脉在视神经周围穿入巩膜，形成丰富的血管丛，分布于脉络膜。睫状后短动脉在脉络膜内分为 3 层密集的血管网，由外到内为大血管层、中血管层和毛细血管层，除营养脉络膜外，还营养视网膜外层。

5. **眶上动脉** 眼动脉在视神经上方时，发出眶上动脉。眶上动脉在上直肌与上睑提肌内侧前行，经上睑提肌与眶壁之间，在眶后 1/3 与中 1/3 交界处与眶上神经伴行，共同经眶上切迹（或眶上孔）到达额部皮肤。在此与颞浅动脉及额动脉相吻合，营养上睑与前额皮肤。眶上动脉在行程中发出小支，分布于眶骨膜及眶骨板。

6. **筛后动脉** 由眼动脉主干发出后，与同名神经伴行，经筛后孔进入筛窦，分支分布于后组筛窦和鼻腔。

7. **筛前动脉** 眼动脉发出筛后动脉后，继续前行一小段，发出筛前动脉，与同名神经伴行，经筛前孔进入并分布于鼻腔前上部。

8. **睑内侧动脉** 为眼动脉较小的皮支，在上斜肌的滑车下，发出上、下两支至上、下眼睑，参与睑板动脉弓的形成。

9. **眼动脉的终末动脉** 眼动脉再往前，分为两个终末动脉，内侧者为鼻背动脉，在滑车与内眦韧带之间穿过眶隔、眼轮匝肌，与内眦动脉吻合，营养鼻根部皮肤及泪囊；外侧者为额内侧动脉，分布于内侧的额部皮肤及上睑。

二、眶下动脉

眶下动脉系颈外动脉最大的终末支——上颌动脉第 3 段的分支之一。经眶下裂入眶后，与眶下神经伴行，进入眶下沟及眶下管，由眶下孔至面部。其终末支分布于泪囊、鼻腔外侧壁前段及鼻的外侧皮肤。该支并与内眦动脉、鼻背动脉有吻合。

第二节　眼眶的静脉

眼眶的静脉由两条主要静脉形成，即眼上静脉和眼下静脉。眶内血液通过这两条静脉回流。

1. **眼上静脉**　为眶内最大的静脉，起自眶的前内侧，由眶上静脉（与眶上动脉伴行）和内眦静脉汇合而成，向后越过视神经，在总腱环上方，经眶上裂内侧注入海绵窦。视网膜中央静脉出视神经后也注入眼上静脉。眼上静脉收集上睑、泪腺、筛前及筛后、大部分眼肌、眼球的视网膜及两个上涡静脉的静脉血液。

2. **眼下静脉**　比眼上静脉小，起自眶下壁和内壁前部的静脉丛，向后分为两支，一支经眶上裂与眼上静脉合成主干注入海绵窦，也有些个体分别单独注入；另一支经眶下裂注入翼静脉丛。眼下静脉收集下睑、泪囊区、下直肌与下斜肌、视神经及两个下涡静脉的静脉血液（图 11-2）。

眼眶的静脉回流方向如下。

（1）向后：经眶上裂到海绵窦，为正常的血液回流方向。

（2）向前：经内眦静脉到面前静脉汇入面总静脉。

（3）向下：与眶下静脉连接，经眶下裂到颞下窝的翼静脉丛，汇入颈内静脉。

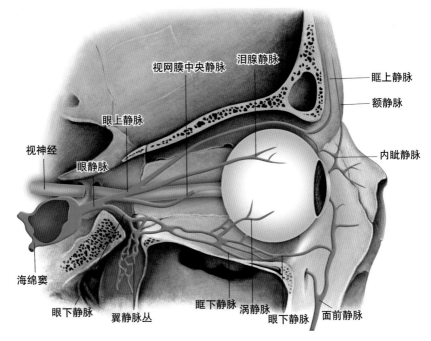

视网膜中央静脉　泪腺静脉　眶上静脉　额静脉　眼上静脉　内眦静脉　视神经　眼静脉　眶下静脉　涡静脉　面前静脉　眼下静脉　翼静脉丛　眼下静脉　海绵窦

图 11-2　眼眶内静脉正侧面分布模式图

第三节　海绵窦

海绵窦是由硬脑膜两层间皱襞形成的不规则的腔隙，位于颅中窝底、蝶鞍和垂体窝的两侧、蝶窦外侧壁的外方，左右各一。前达前床突和眶上裂内侧部，后到后床突和颞骨岩部的尖端（图11-3）。海绵窦不属于眼的范围，但与眼相连的众多血管神经都要经海绵窦进入眶内，海绵窦与眶内的炎症可互相影响，因此，了解海绵窦的解剖有非常重要的临床意义。

海绵窦并不是一个静脉窦，而是由粗细不等的静脉所组成的一个不规则的静脉丛，海绵窦内有许多包有内皮的纤维小梁，将其腔隙分隔成许多相互交通的小腔，形成静脉丛的不同断面，使之状如海绵，故而得名。海绵窦的静脉丛反复分支吻合，不完全地包绕颈内动脉。

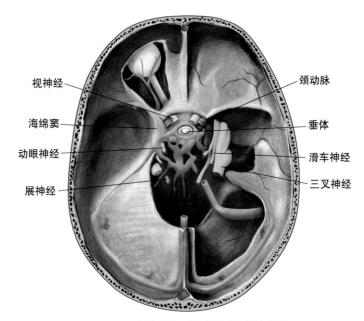

图 11-3　海绵窦与周围结构关系模式图

　　海绵窦大体上系前、后狭长的不规则的六面体结构（前、后、上、下、外侧、内侧壁），平均长约 2cm，内外宽 0.8cm，高约 1.5cm。冠状面上，海绵窦略呈尖端向下的三角形（图 11-4）。上壁向内与鞍膈相移行；内侧壁在上部与垂体囊相融合，下部以薄骨板与蝶窦相隔；外侧壁较厚，又分为内外两层，内层疏松，外层厚韧。

　　两侧海绵窦在前床突的前方借海绵间前窦相通，在后床突之后借海绵间后窦相连。因而在蝶鞍周围形成了一个完整的环状静脉窦，又称环窦。

　　海绵窦内有颈内动脉和一些脑神经通过，颈内动脉和海绵窦静脉丛的关系是毗邻关系。

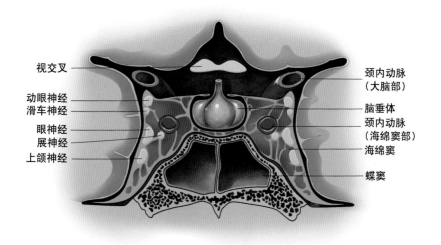

视交叉

动眼神经
滑车神经

眼神经
展神经

上颌神经

颈内动脉
（大脑部）

脑垂体
颈内动脉
（海绵窦部）
海绵窦

蝶窦

图 11-4　海绵窦的水平与冠状面模式图

　　海绵窦的外侧壁由内、外两层硬脑膜构成，外层光滑较厚，内层疏松而脆弱，构成动眼神经（Ⅲ）、滑车神经（Ⅳ）、三叉神经眼支（Ⅵ1）神经鞘外层。三支神经从上而下排列。其中动眼神经、滑车神经从后上向前下紧贴前床突外下侧进入眶上裂。窦腔内有颈内动脉和展神经通过，展神经位于颈内动脉和眼神经之间。三叉神经眼支、展神经从眶上裂的下方入眶。

　　由眼静脉回流的血液汇入海绵窦。因此，颜面部的静脉与海绵窦也相互交通，其主要交通途径有：①通过内眦静脉借眶内的眼上、眼下静脉与海绵窦交通；②通过面深静脉经翼静脉丛、眼下静脉等与海绵窦交通。由于口角以上段的面部（包括眼部及鼻部）静脉无静脉瓣，当这些静脉分布区域的感染处理不当时，细菌可沿上述交通途径经静脉回流至海绵窦，引起弯弯曲曲的静脉内皮细胞水肿，因而形成血栓，导致颅内感染。

第 12 章

眶内的神经

眶内的神经支配丰富，共有 6 对脑神经与眼有关，包括：管视觉传导的视神经（Ⅱ），支配眼外肌运动的动眼神经（Ⅲ）、滑车神经（Ⅳ）和展神经（Ⅵ），司眶内全部组织感觉的眼神经（三叉神经第一支Ⅴ1），还有至眼球、泪腺、眶内平滑肌及眶内血管的交感神经，有至瞳孔括约肌、睫状肌与泪腺的副交感神经（图 12-1）。

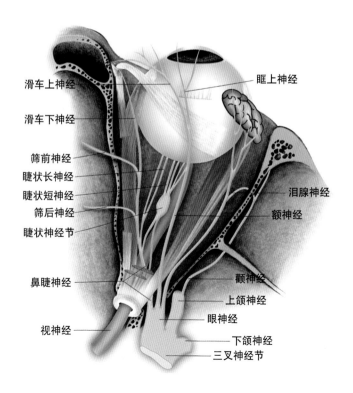

滑车上神经
滑车下神经
筛前神经
睫状长神经
睫状短神经
筛后神经
睫状神经节
鼻睫神经
视神经
眶上神经
泪腺神经
额神经
颧神经
上颌神经
眼神经
下颌神经
三叉神经节

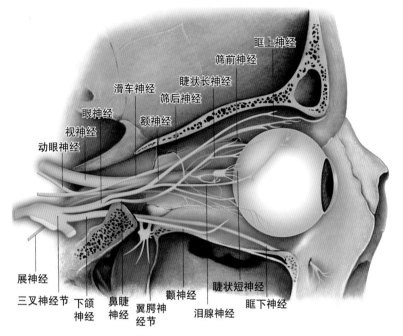

图 12-1 眼眶的神经（眼眶上面与侧面观）分布模式图

第一节 运动神经

支配眼外肌的运动神经有动眼神经（Ⅲ）、滑车神经（Ⅳ）、展神经（Ⅵ）和支配眼轮匝肌活动的面神经的分支。

一、动眼神经（图 12-2）

第Ⅲ对脑神经,动眼神经核团包括动眼神经核和动眼神经副核,位于中脑上丘的腹侧。动眼神经出脑干以后,走行于大脑后动脉与小脑上动脉之间,位于后交通动脉下方。动眼神经沿海绵窦外壁走行,分为上支和下支,在滑车神经和眼神经下方,其上下支和滑车神经、展神经、三叉神经眼支部分纤维、眼静脉一起经眶上裂进入眼眶。支配上睑提肌和上直肌、下直肌、内直肌、下斜肌。

支配直肌的神经纤维从 4 条直肌后部 1/3 的位置进入眼外肌。

眼外肌手术一般在直肌前部进行，因此不容易损伤到神经纤维。但是，如果手术过程中器械深入过于靠后，超过肌止点后 26mm 则可能损伤直肌的神经。

支配下斜肌的神经纤维从下斜肌与下直肌相交的下直肌颞侧、离下直肌止端后约 12mm 处进入下斜肌，在这个部位手术有可能造成神经损伤。

由于动眼神经下斜肌支中的副交感纤维在睫状神经节交换神经元后，节后纤维随睫状短神经进入眼内支配睫状肌和瞳孔括约肌。下斜肌与下直肌颞侧相交部位的损伤也能造成瞳孔异常。

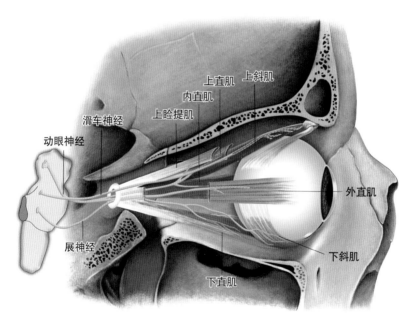

图 12-2　运动神经分布模式图

二、滑车神经（图 12-2）

第Ⅳ对脑神经，起自脑干背侧面，走行至中脑大脑脚外侧，在海绵窦外壁走行，经眶上裂入眶，从上斜肌起点到滑车之间约 1/3 的部位进入，支配上斜肌。

三、展神经（图 12-2）

第 Ⅵ 对脑神经，在脑桥和延髓之间的脑桥延髓沟发出，在海绵窦内的颈内动脉海绵窦段外侧走行，再经眶下裂入眶，支配外直肌。

四、面神经（图 12-3）

第 Ⅶ 对脑神经，分支支配眼轮匝肌及泪腺。

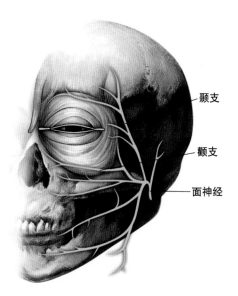

颞支

颧支

面神经

图 12-3　面神经走行模式图

第二节　感觉神经

眼部的感觉神经包括视神经、眼神经和上颌神经。

一、视神经

视神经是第 Ⅱ 对脑神经，离开视交叉后与眼动脉伴行，经视神经孔进入眼眶，参与视觉的传导（详见第 16 章视觉传导通路）。

二、眼神经（图 12-4）

眼神经是眼部主要的感觉神经，发自颅中窝的三叉神经半月节，为三叉神经（Ⅴ）的第一个分支。从三叉神经节发出后进海绵窦，沿窦的外壁走行，位于滑车神经及动眼神经的下方、展神经及颈内动脉的外侧。眼神经长约 25mm，在入眶之前即分成 3 个终末支：额神经、泪腺神经和鼻睫神经。3 个分支均穿过硬脑膜，经眶上裂入眶，泪腺神经、额神经位于总腱环外，鼻睫神经位于总腱环内。

眼神经主要分布于上睑部，司眼部感觉。

1. 泪腺神经　是眼神经中最小的一支，入眶后，在外直肌上缘走向眶的上外侧，除分支布于泪腺外，还分出细支，穿外眦达面部，分布于上睑、外眦部皮肤。泪腺神经在到达泪腺前，有由来自颧神经的交通支加入。颧神经的交通支包含：①面神经的副交感纤维；②来自颈内动脉交感神经丛的交感神经纤维，从而泪腺神经有支配泪腺分泌的作用。

2. 额神经　是眼神经中最粗大的一支，入眶后沿眼眶顶壁走向眼眶前缘。在眶中部分出滑车上神经，在滑车外侧向前，分布于上睑内侧及额部；额神经在眶缘处分出眶上神经，支配额窦黏膜、前额的皮肤、上睑的皮肤和结膜。

3. 鼻睫神经　经眶上裂的内侧部入眶，通过总腱环，先在视神经的内侧，穿过外直肌两头之间跨过视神经上方。

在跨过视神经时，鼻睫神经发出 2～3 支睫状长神经，穿过巩膜后沿脉络膜上腔前行，分布于锯齿缘以前的巩膜、角膜、睫状体、虹膜。睫状长神经含有来自颈内动脉丛的交感节后纤维，支配瞳孔开大肌。并有分支至睫状神经节，构成其感觉根。

鼻睫神经在上直肌和视神经之间向前内行达眶内壁，发出滑车下神经行于上斜肌下方，在滑车下出眶，分布于鼻背、眼睑皮肤及泪囊。

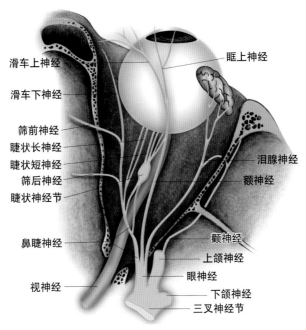

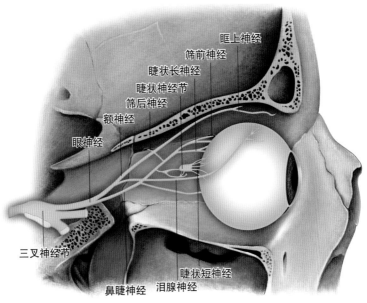

图 12-4   眼神经走行模式图

鼻睫神经向前内侧沿内直肌上缘前进，向眼眶内侧骨壁发出筛后神经和筛前神经，与同名动脉伴行，分布于筛窦、鼻腔黏膜及硬脑膜。

鼻睫神经与睫状神经节之间有睫状神经节长根相连。

三、上颌神经（图 12-5）

上颌神经是第 V 对脑神经（三叉神经）的第 2 支，上颌神经发出颧神经和眶下神经，经眶下裂入眶。

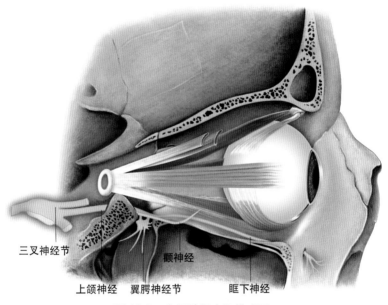

三叉神经节　颧神经　眶下神经
上颌神经　翼腭神经节

图 12-5　上颌神经走行模式图

1. 颧神经　位于眼眶外壁的基底部，经眼眶外壁至面部。

2. 眶下神经　位于眼眶底壁的眶下沟，到达眼眶边缘进入眶下管，再经眶下孔至面部，供应下睑皮肤和结膜。

第 **13** 章

眼　　睑

　　眼睑是覆盖在眼球前面能灵活运动的帘状组织，是眼球前的屏障。眼睑分上睑和下睑，其游离缘称为睑缘。上、下睑缘间的裂隙为睑裂，其内外连接处分别称为内眦和外眦。睑裂的内眦角较钝，外眦角较锐。

　　人类的上睑较宽大，上界为眉毛下缘，下界为上睑缘。下睑的上界为下睑缘，下界的边界不明确，它向下与面颊部皮肤组织相延续。通常以下眶缘的相应部位作为下睑下界，有时在此处也有一条横形的浅沟称为下睑沟，鼻翼沟由内向外下行进，颧沟则相反，其走向为由外向内下。下睑沟为下睑疏松结缔组织和颊部致密组织的分界，下视时较明显。当老年人由于眶脂肪突出，下睑出现睑袋时很容易识别。

　　由于上睑有特殊的上睑提肌，所以它的活动范围较下睑大得多。当眼睁开并向前注视时，儿童可暴露全部角膜，成人上睑可遮盖角膜上缘为 1～2mm；闭眼时，上睑遮盖全部睑裂所暴露的部分，下睑只稍稍向上。

第一节　睑裂

　　睑裂为内外眦间上下眼睑之间的裂隙（图 13-1）。国人睑裂长度，男性平均为 28.30mm，女性平均为 27.14mm，总平均长度为 27.88mm。当注视正前方时，以上下睑缘中心点之间的距离作为睑裂高度，成年男性平均为 7.66mm，成年女性平均为 7.42mm，总平均高度为 7.54mm。睑裂的形状通常内侧部分宽，外侧部分窄。如以内外眦间做一连线，连线以上的部分鼻侧宽，连线以下的部分则颞侧宽，所以睑裂的上下两部分是不对称的。当眼睑自然闭合时，睑裂大多呈水平位，占 82.06%；向上倾斜者（内眦低于外眦）占 13.23%；向下倾斜者（内眦高于外眦）占 4.71%。内眦赘皮为遮盖内眦部垂直的半月状皮肤皱襞，常由上睑向下延续，皆为双侧性。如从下睑向上延伸，则为反向内眦赘皮。儿童时期，鼻梁低平，内眦赘皮尤为显著，但可随鼻梁的发育而消失。

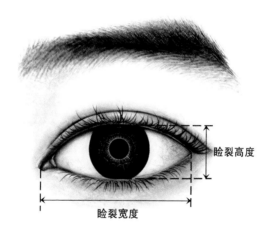

图 13-1　眼睑与睑裂

第二节　睑缘

上下睑的游离缘称睑缘，睑缘长为 25 ～ 30mm，宽约 2mm（图 13-2）。

睑缘有前唇和后唇，前唇向外，钝圆；后唇紧贴于眼球前表面，边缘锐利，呈直角（图 13-3）。

前唇有 2 ～ 3 行排列整齐的睫毛。上睑睫毛较长，为 8 ～ 12mm，数目较多，为 100 ～ 150 根，向前上方弯曲；下睑睫毛较短，为 6 ～ 8mm，数目较少，为 50 ～ 75 根，向前下方弯曲，闭眼时上下睫毛并不交织。睫毛的颜色一般较头发深，也不因年老而变白（偶尔可见数根老年性白睫），但可由于某种疾病（如白化病）而成白色。

　　睫毛 100～150d 更换一次。一根睫毛从萌发至发育完全到正常的长度需 10 周左右。

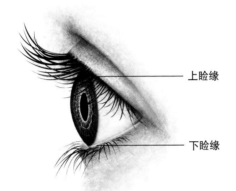

图 13-2　眼睑侧面观

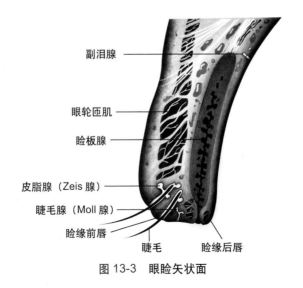

图 13-3　眼睑矢状面

　　睫毛无立毛肌，毛囊附近有变态的皮脂腺 Zeiss 腺和变态的大汗腺 Moll 腺（或称睫毛腺），均开口于睫毛毛囊（图 13-3）。这些腺体的急性化脓性炎症，即为睑腺炎。

　　睫毛有遮尘、蔽光之功能，对眼起保护作用。

　　眼睑前后唇间、皮肤与黏膜交界处形成浅灰色线，称缘间线或灰线。在灰线与后唇之间，有排成一行的细孔，为睑板腺的开口（图 13-4）。近内眦部，上下睑缘各有一乳头状隆起，中央有一小孔称上下泪小点，为泪小管的开口。

　　临床上，睑缘灰线对许多眼睑手术非常重要。顺灰线用刀划开，易将眼睑分为前后两部，前部是皮肤和眼轮匝肌，后部是睑板和结膜。

　　组织学上，睑缘前部为复层鳞状上皮，后部为复层柱状上皮，睑缘皮肤和黏膜的过渡区是肿瘤的好发部位。由于睑缘部位感觉神经末梢非常丰富，因此在该部位做手术切口时患者疼痛感强烈。

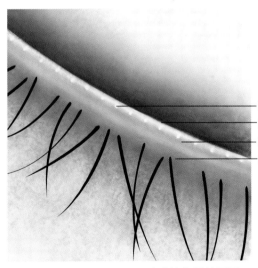

睑板腺开口
睑缘后唇
灰线
睑缘前唇

图 13-4　下睑睑缘灰线特写图

第三节　内、外眦部

内、外眦部　上、下眼睑在鼻颞侧相交成内、外眦部，也可分别称内眦角和外眦角。内眦角为一圆钝角，略呈马蹄形，是由水平位的下睑缘和向内下方的上睑缘构成；外眦角为 30°～40° 的锐角，眼睁大时可达 60°，外眦角距颞侧眶骨缘 5～7mm。国人两眼外眦角顶点间的距离即外眦间距，长为 85～90mm，总平均间距为 88.98mm。两眼内眦角顶点间的距离即内眦间距，长为 32～36mm，总平均间距为 33.29mm。男性的内外眦间距均较女性稍长（图 13-5）。

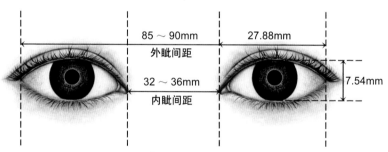

图 13-5　双眼内、外眦间距、睑裂长度及宽度

第四节　眼睑的组织层次

眼睑从外及内分 5 层。

一、皮肤

眼睑皮肤与面、额皮肤延续，是人体最薄柔的皮肤之一，其厚度为 0.4～0.6mm，表皮角化少，易形成皱褶。老年人眼睑皮肤因弹性减退而松弛，上睑外侧常能看到明显的皱褶垂于睑缘上，甚至可以遮住瞳孔区，影响视物。环绕睑裂有皮肤纹理，手术时顺皮肤纹理作切口，则切口张力小，闭合好，术后皮肤瘢痕细而

不明显。眼睑皮肤富于弹性，易水肿，水肿后也能很快恢复。很
多人睁眼时，上睑皮肤会产生一沟状皱褶，称上睑沟。眼睛睁得
越大，沟的开口距睑缘越近。上睑皮肤有这种沟状皱褶的眼叫双
重睑，俗称双眼皮；部分人上睑皮肤的沟状皱褶不明显，叫单重
睑，俗称单眼皮（图 13-6）。国人双重睑占 77.8%，女性较男性多。
一般两侧对称，但临床上确有人一眼为双重睑，另一眼为单重睑
的。在自然状态下，双重睑皮肤皱褶处距睑缘的高度少数人可高
达 7 ~ 8mm，低的仅 1 ~ 2mm，一般以 5 ~ 6mm 为最多。上睑
沟的形成与上睑提肌腱膜纤维止于该处的皮肤有关。当上睑提肌
紧张时，即上睑举起、向上注视时特别显著。而闭眼时则仅为浅
在的皮肤皱褶。

　　眼睑血管十分丰富，抗感染能力强。在处理各种眼睑外伤时，
要尽量保留皮肤，不要轻易地把皮肤切除或抛弃，缝回原位后多
能存活。

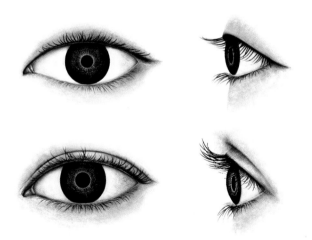

图 13-6　单重睑与双重睑模式图

二、皮下组织

　　眼睑皮下组织由疏松结缔组织构成，大多不含脂肪组织，它

借结缔组织索与下方的眼轮匝肌联系，但在内外眦部则与下方的内外眦韧带相连结。鉴于上述特点，眼睑皮肤能在眼轮匝肌表面自由滑动，便于眼睑轻巧灵活地活动。此层组织疏松，容易蓄集液体，这是一些全身病眼睑易于水肿的原因，也是眼部手术后易肿胀的原因。

三、肌层

肌层包括眼轮匝肌、上睑提肌及 Müller 肌。

（一）眼轮匝肌

眼轮匝肌属横纹肌，它是一薄层环形肌肉，肌纤维围绕睑缘呈同心圆排列。眼轮匝肌覆盖全部眼睑、部分额部和面部，上方达眉部，下方至鼻翼水平，颞侧至头侧方的前端，鼻侧不超过鼻骨基底部（图 13-7）。

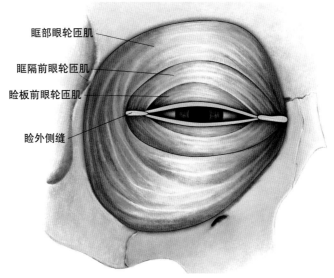

眶部眼轮匝肌
眶隔前眼轮匝肌
睑板前眼轮匝肌
睑外侧缝

图 13-7　眼轮匝肌模式图

眼轮匝肌可分为睑部和眶部两部分。

睑部肌纤维起始于内眦韧带及其邻近的泪前嵴及其前面的骨

膜，呈弧形横过眼睑，上下相交于外眦韧带。睑部眼轮匝肌根据其所在的位置，又分为眶隔前和睑板前两部分。眶部眼轮匝肌大致呈环形，起自于内眦韧带，环绕睑裂后返回终止于内眦韧带。眼轮匝肌由面神经分支支配，为随意肌，肌纤维收缩时紧闭眼睑。当面神经麻痹时，肌肉失去收缩作用，睑裂不能闭合，且下睑外翻，可致暴露性角膜炎。

睑板前部和眶隔前部之间的交界处（即重睑线）是肌肉最薄的部分，此点对于重睑的形成有重要的意义。睑缘的眼轮匝肌较厚，有睫毛毛囊穿过。

（二）上睑提肌

上睑提肌起于眶尖部视神经孔周围总腱环的上部，沿眶上壁水平向前，行进于眶顶骨膜与上直肌之间，至眶缘呈扇形散开，肌纤维垂直向下移行为腱膜，中部附着于睑板前面和双重睑相应部位的皮肤组织，两侧的腱膜附着于内眦韧带和外侧的颧结节。上睑提肌后面的部分肌腱筋膜与上直肌鞘膜互相融合，止于上穹窿部结膜（图 13-8）。如手术、外伤或任何局部病变损伤或破坏了这个止点，临床上可出现部分性上睑下垂。

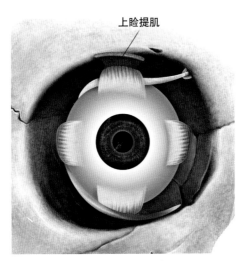

上睑提肌

图 13-8 上睑提肌模式图

上睑提肌由动眼神经支配，其作用是提起上睑，开启睑裂。

（三）Müller 肌

Müller 肌为平滑肌，上下睑各有一块。

上睑的 Müller 肌起自上睑提肌下面，向前下走行于上睑提肌和上穹窿结膜之间，附着于上睑板的上缘（图 13-9）。上睑 Müller 肌与上睑提肌间仅有一较窄的间隙。做 Müller 肌切除，分离和切除不彻底时，常影响手术效果。

下睑的 Müller 肌也称下睑缩肌、睑张肌，起自下直肌和下斜肌交叉处的鞘膜，向前上方走行，达下穹窿，部分纤维止于结膜，部分附着于下睑板的下缘。

Müller 肌受交感神经支配，该肌仅起辅助开睑、维持睑裂睁开的作用。当人们生气、恐惧时，睑裂明显增大呈怒目而视状；甲状腺功能亢进时眼睑后退均与交感神经兴奋、Müller 肌强力收缩有密切关系。

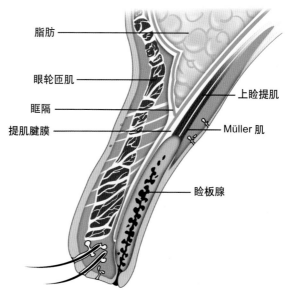

脂肪
眼轮匝肌
眶隔
提肌腱膜
上睑提肌
Müller 肌
睑板腺

图 13-9 眼睑结构模式图

四、睑板、韧带与筋膜

睑板与周围结构关系见图 13-10。

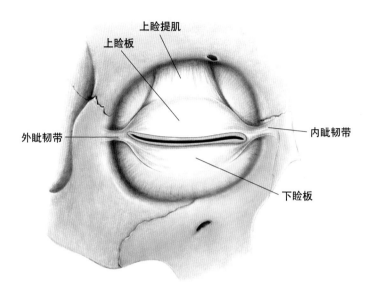

图 13-10　睑板与周围结构关系模式图

（一）睑板

上下睑各有一睑板，为眼睑的支架，它使眼睑保持一定的形状和硬度。睑板由包埋睑板腺的致密纤维组织和少量弹性组织构成，有较厚的中央部和较薄的周边部，其长度和形状与眼睑相似，呈半月状，前凸后凹。在睑缘睫毛部，睑板的结缔组织和睫毛毛囊四周的结缔组织紧密联合，使睑缘部增厚。上睑板较大，呈半圆形，厚 1mm；中央部的宽度，男性为 7～9mm，女性为 6～8mm，一般男性较女性宽 1mm。下睑板较小，呈长方形。

睑板与四周组织的分界清楚，可分为前后两面、游离缘、附着缘及内外两端。睑板的前面与眼轮匝肌之间有疏松的结缔组织，上睑有上睑提肌，下睑有下直肌延长部从中穿过，肌肉的收缩不受睑板的影响。睑板靠睑裂一侧为游离缘。上睑板的上缘及下睑板的下缘向周边逐渐变薄，与眶隔延续，称附着缘。睑板的内外两端连接内、外眦韧带。

睑板内有若干与睑缘呈垂直方向的睑板腺（Meibomian 腺），是全身最大的皮脂腺（图 13-11）。睑板腺埋藏于睑板中，垂直平行排列成行，具有皮脂腺的结构特点，上睑有 30～40 个，下睑有 20～30 个。每个腺有多个分泌部，腺泡由皮脂腺上皮细胞组成，借短导管通连主导管，各腺的主导管成行开口于睑缘的灰线与后唇之间，分泌胆固醇酯和类脂。其油状分泌物在睑缘部可防止泪液外溢浸渍皮肤，并构成泪膜的表层，有湿润角膜和滑润睑缘的作用。任何原因引起导管阻塞，都可导致睑板腺腺管内分泌物潴留，脂肪酸分解，导致肉芽组织形成，即为临床上的睑板腺囊肿。

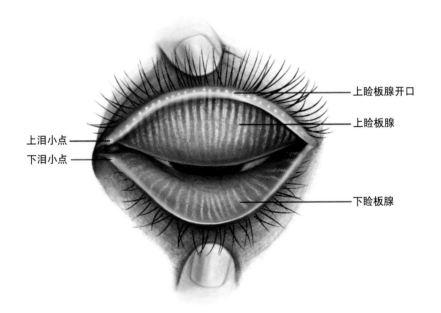

图 13-11　睑板及睑板腺模式图

（二）内、外眦韧带

睑板的内外两端由强有力的纤维组织——内、外眦韧带附着于眶缘。

1. **内眦韧带**　实际上它是一束较宽的结缔组织条带，外侧与上、下睑板的鼻侧端连接。内侧分深、浅两部分，深部稍薄，向泪囊窝后方行进，止于泪后嵴，浅部则止于泪前嵴。内眦韧带是眼轮匝肌的起点。临床上行泪囊手术时，内眦韧带是寻找泪囊的显著标志。头面部撕裂伤合并内眦韧带撕裂时，如手术没有将断裂的内眦韧带重新对位缝合，必将导致两眼内眦距离变宽，伤侧内眦角变钝，睑裂缩短并向外下方移位的远内眦畸形。

2. **外眦韧带**　较内眦韧带单薄，起自眶外侧缘后的颧结节，止于上下睑板的外端，前面与眼轮匝肌、眶隔融合，后面与外直肌节制韧带相连，上缘与上睑提肌外侧角联系，下缘和 Lockwood 悬韧带连接。临床上外眦韧带撕裂，外眦角变钝、睑裂缩短。

3. **Whitnall 韧带**　上睑提肌于眶缘内分散形成腱膜之前，肌浅面的筋膜明显增厚，形成一束横行的致密结缔组织腱膜，此为 Whitnall 韧带。该韧带大致位于眼球赤道部正上方，其前缘下方为上睑提肌肌腹与腱膜的移行部位，内侧止于滑车和它后方的骨膜，外侧穿过泪腺，止于泪腺和外侧眶缘。临床上称之为横韧带，曾普遍认为该韧带的主要作用是限制上睑提肌的过度活动，故又称为节制韧带。做上睑提肌缩短、肌前徙术时，如未将两侧韧带剪断，必将影响手术效果。

4. **眶隔**　是骨性眼眶入口自眶缘至上下睑板的上下缘之间的一层富有弹性的结缔组织膜，又称眼眶筋膜，是眼睑与眼眶间的隔障，与睑板共同封闭眶口。眶隔周围与眶缘的骨膜相延续，中央连接于睑板，当眼睑闭合时就形成眶口的隔膜（图 13-10）。

眶隔附着的眶周缘呈一环形的附着线，上方与上睑提肌腱膜融合；外侧较浅，与外眦韧带和眼轮匝肌相接；但鼻侧的附着线并非起自泪前嵴，而是附着于泪后嵴。自眶下缘向上的眶隔，随泪前嵴至内眦韧带，覆盖泪囊下部到达泪后嵴，然后沿泪后嵴继续向上达眶上缘。因此，眶隔仅经过泪囊上半部的后方，泪囊的下半在眶腔之内，而上半则位于眶腔之外。上睑的上睑提肌及下睑的下直肌扩展部穿过眶隔，一部分眶隔随上睑提肌向前，一部分沿肌丛上面向后返折。

眶隔并不是固定而坚硬的组织，而是参与眼睑所有运动的、可活动的薄膜。外侧的眶隔较内侧的厚实，上方较下方厚实。在眼球和眶缘之间，有眼外肌的扩展部和上、下斜肌隔成的孔隙。通过这些孔隙，眶内脂肪与眶隔接触。这些孔隙所在处也是眶隔的薄弱部，是深层眶脂肪脱出的部位。

眶隔组成眶前壁，血管、神经可穿过此隔到达睑皮下。

眶隔是眼眶的一个重要屏障。能够在一定程度上阻止炎症渗出物或出血等在眶与眼睑之间蔓延。老年人眼睑皮肤与眼轮匝肌松弛，眶隔力量减弱，可以导致眶内脂肪前突，形成临床上的睑袋。

五、睑结膜

睑结膜是一层透明的黏膜，被覆眼睑内面，紧贴睑板，为眼睑的衬里，不能移动。正常时此膜光滑透明，富有血管，显淡红色。睑结膜与球结膜在眼球前部的周边相连接，形成结膜囊，相连接的部分称为穹窿部。

第五节　眼睑的血管与淋巴

一、眼睑的动脉

眼睑动脉血供丰富，有两个动脉血供来源。一是浅部血管丛，来自颈外动脉分支的面动脉、颞浅动脉和眶下动脉。二是深部血管丛，来自颈内动脉的眼动脉，包括鼻背动脉、眶上动脉、泪腺动脉和额动脉。眼睑的浅部组织由这些动脉分支吻合形成的动脉网供应，深部组织则由这些动脉形成的眼睑动脉弓供应。鼻背动脉分出的睑内侧上动脉、睑内侧下动脉和泪腺动脉分出睑外侧动脉共同形成眼睑动脉弓。通常每个眼睑各有两个动脉弓，即睑缘动脉弓及周围动脉弓。睑缘动脉弓距睑缘约 3mm，位于睑板与眼轮匝肌之间。上睑的周围动脉弓位于睑板上缘附近，在上睑提肌和眼轮匝肌之间，较小且常不存在。下睑只有一个下睑缘动脉弓（图 13-12）。眼睑上下动脉弓各自发出许多小分支在眼睑前面与后面，形成眼睑前、后动脉丛。眼睑前动脉丛供应睑板和它前面的各层组织；眼睑后动脉丛营养睑结膜。

鼻背动脉分出的睑内侧上动脉营养泪囊及其附近的组织，睑内侧下动脉与眶下动脉小分支一起营养鼻泪管。

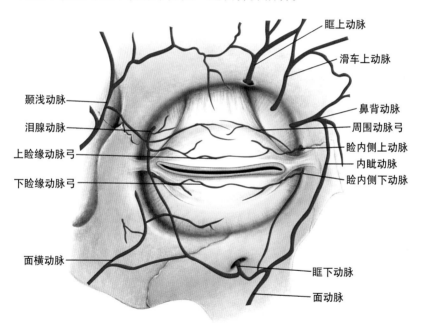

图 13-12　眼睑浅、深部血管丛及血管弓模式图

二、眼睑的静脉

睑板前后各有静脉丛，位于睑板之前的浅层，鼻侧部分由眶上静脉、内眦静脉经眼静脉和面静脉回流到颈内静脉，颞侧部分

经颞浅静脉回流到颈外静脉；位于睑板之后的深层，经眼上和眼下静脉回流到海绵窦，或由面深静脉，经翼丛再回流到海绵窦（图 13-13）。

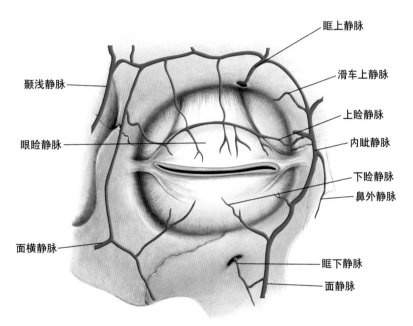

图 13-13　眼睑静脉及回流模式图

三、眼睑的淋巴

　　眼睑的淋巴与静脉回流平行，也可以分成两个系统（图 13-14）。浅层位于睑板前，引流皮肤和眼轮匝肌的淋巴；深层位于睑板后，引流睑板和睑结膜的淋巴。下睑鼻侧 2/3 和上睑鼻侧 1/3 由鼻侧淋巴组引流汇入颌下淋巴结；上下睑的其他部分则分深浅二组，由颞侧淋巴组引流，分别汇入耳前淋巴结和腮腺淋巴结，最终汇入颈深淋巴结。

　　临床意义：在发生眼睑炎症、肿瘤时，必须认真检查相应处的淋巴结。在眼睑手术中，外侧重睑线的切口不宜低于 4mm，以免影响淋巴液的回流，引起眼睑肿胀。

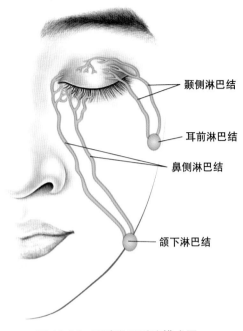

图 13-14 眼睑淋巴引流模式图

颞侧淋巴结

耳前淋巴结

鼻侧淋巴结

颌下淋巴结

第六节 眼睑的神经

眼睑的神经包括运动神经、感觉神经和交感神经 3 种。

一、运动神经

1.面神经的分支（颞支和颧支） 起源于第四脑室底部、脑干内的面神经核，通过面神经管，经茎乳孔出颅，到达面部，在腮腺组织内分成多数终末支，走行于面肌浅筋膜的深面，其中颞支在眶颞上角越过颧弓，与眶上缘平行走行，支配上部眼轮匝肌。颧支沿颧突下缘行进，支配下部眼轮匝肌。

面神经的颞支及颧支共同司眼睑闭合。

2.动眼神经上支 进入眼眶后，动眼神经分为上下两支，由上支中再分出细支，支配上睑提肌，司上睑的提升（图 12-2）。

二、感觉神经

1. 来自三叉神经第一支眼支，由此支发出的泪腺神经，司外眦附近感觉；眶上神经为上睑的主要感觉神经；滑车上、下神经司内眦部上下睑的感觉。

2. 来自三叉神经第二支上颌支，由此支发出的眶下神经，主要司下睑的感觉。

感觉神经的各分支由眼睑深部，穿过眼轮匝肌，分布于眼睑皮肤，其回返支在睑板前形成神经丛，支配睑板和睑结膜，睑缘部感觉神经末梢十分丰富，分布于毛囊根部和睑板腺开口处。

三、交感神经

交感神经来自海绵窦的交感神经丛的分支，随眼动脉的睑支进入眼睑，主要分布于眼睑的血管、Müller 肌、睑皮肤及腺体。

眼睑的功能是保护眼球，使眼球免受外伤或强烈光线的刺激，也能帮助瞳孔调节照入视网膜的光线。

第14章

结　　膜

　　结膜是覆盖在眼睑后面和眼球前面、睑缘与角膜缘之间的一层薄而透明的黏膜组织。

第一节　结膜的分部

　　结膜可分为睑结膜、球结膜和穹窿结膜（图 14-1）。

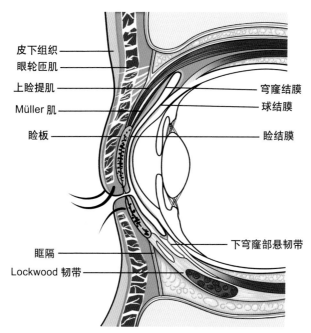

皮下组织
眼轮匝肌
上睑提肌
Müller 肌
睑板

穹窿结膜
球结膜
睑结膜

下穹窿部悬韧带

眶隔
Lockwood 韧带

图 14-1　眼睑、结膜及结膜囊结构模式图

一、睑结膜

睑结膜贴于睑板之后、覆盖于眼睑后面的部分称睑结膜，以睑缘为止点。在距下睑缘后唇 2mm 处，有一与睑缘平行的浅沟，称睑板下沟。常为细小异物存留之处。

二、球结膜

球结膜覆盖于眼球前部巩膜表面的部分称为球结膜，与巩膜表面的球筋膜疏松相连，以角膜缘为其起点。球结膜分为覆盖在巩膜表面的巩膜部和距角膜缘 3mm 以内的角膜缘部。角膜缘部的球结膜和眼球筋膜囊融合一起，从典型结膜上皮演变为 10 层左右复层鳞状上皮，并逐渐过渡到角膜上皮，因而结膜病可累及角膜。由于这里是上皮过渡带，所以也是肿瘤好发部位。巩膜部富于弹性，易推动，球结膜下注射即在此部位进行。由于球结膜下组织疏松，又有弹性，在眼球表面很松动，受伤时有缓冲余地，不易破裂，有伤口也很容易愈合。临床上小的结膜伤口（＜5mm）无须缝合，可自行愈合。但球结膜组织的弹性和韧性随年龄增长而减弱，老年人弹性纤维变性，结膜弹性、韧性降低，球结膜组织变薄，因此老年人手术时结膜瓣易被撕破，应予以注意。

三、穹窿结膜

球结膜和睑结膜的移行部分称穹窿结膜，是结膜中最厚、最松弛的部分。穹窿部结膜多皱襞，便于眼球转动。上穹窿部较深（8～10mm），直至上眶缘；下穹窿部较浅，但也达下眶缘（图 14-2）。这样松动而多皱褶的穹窿部结膜，当眼睑缺损施行修补的时候，可以将其牵拉下来作为修补的衬里，而不影响眼球的运动或义眼的安装。内侧穹窿部结膜最窄，眼肌手术、外伤缝合或结膜损失过多，易形成这部分结膜畸形，导致溢泪。

整个结膜加上角膜构成一开口于睑裂的不规则的囊状腔隙，称为结膜囊，穹窿部为结膜囊的周边部，其深度也就是结膜囊的深度，外伤或手术对结膜的创伤可造成结膜囊变浅。

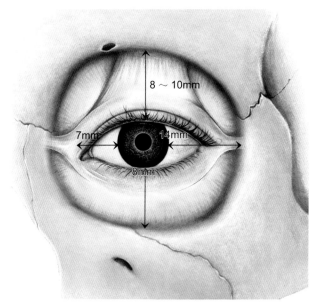

图 14-2 结膜囊模式图

　　内眦部结膜有一半月形的皱襞，称为半月皱襞，为低等动物瞬膜（第三眼睑）的遗迹。其表面为含许多杯状细胞的结膜上皮，上皮下为结缔组织和平滑肌纤维。半月皱襞的鼻下方有一卵圆形的隆起，称为泪阜，是下眼睑的一部分。表面为无角化的覆层鳞状上皮，并有皮脂腺（相当于睑板腺）及无色的毫毛。泪阜也是肿瘤的好发部位，如血管瘤、色素痣、睑板腺癌等。由于隆起的泪阜的存在，此处眼睑和眼球并非紧密贴合，而在泪阜周围有一空隙，泪液在此处积存，称为泪湖（图 14-3）。

　　眼睑隔着睑结膜、球结膜与眼球相贴合。

　　结膜有保护和便于眼球移动的作用。结膜内含有丰富的血管和神经末梢，并有少量的黏液腺，能分泌黏液，滑润眼球，以减少睑结膜与角膜的摩擦。当闭眼时，结膜囊密闭以保护眼球，并协助将泪液引流到泪道。

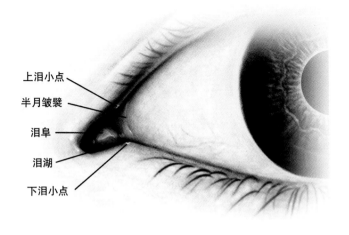

上泪小点

半月皱襞

泪阜

泪湖

下泪小点

图 14-3　半月皱襞、泪阜模式图

第二节　结膜的组织学

组织学上，结膜由非角化性上皮和其下方的固有层（又称结膜下组织）组成。

一、结膜上皮层

上皮 2 ～ 5 层，各部位的厚度和细胞形态不尽相同。睑缘部结膜系表皮和结膜上皮结合部，在睑板腺开口的后缘，此处为扁平非角化的鳞状上皮。睑板到穹隆部由立方上皮逐渐过渡成圆柱形上皮，球结膜又呈扁平形上皮，角膜缘部渐变为复层鳞状上皮，然后过渡到角膜上皮。在结膜上皮间有许多单细胞的黏液腺，即杯状细胞。杯状细胞分泌黏液，保护角膜。其分布以球结膜最多。成年人细胞密度达每 $0.1mm^2$ 结膜面有 30 ～ 70 个杯状细胞。因结膜上皮和结膜下组织受到破坏，导致广泛结膜瘢痕形成者，可产生实质性结膜干燥症。

二、结膜固有层

结膜固有层疏松，供应结膜的神经血管均穿行在这层组织中，并含有丰富的淋巴管。该层又分腺样层和纤维层。

三、腺样层

腺样层较薄，含结构与泪腺相似的副泪腺，但较小，分泌的浆液为泪液的组成部分。在睑板上缘者称 Wolfring 腺，在穹窿部结膜下者称 Krause 腺（图 14-4）。

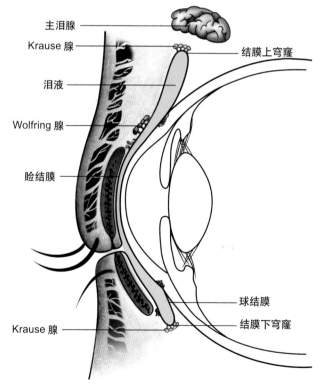

图 14-4　结膜囊及结膜的副泪腺

纤维层由胶原纤维和弹性纤维交织而成，其间有大量淋巴细胞，炎症时易形成滤泡。睑结膜缺乏纤维层。在上方穹窿部，纤维层与上睑提肌、上直肌纤维融合，下方穹窿部纤维层与下直肌、下斜肌鞘纤维融合；在球结膜，纤维层和眼球筋膜融合。由于上穹窿结膜与上睑提肌肌腱、上直肌的这种邻近关系，手术时如果误伤易引起上睑下垂。

第三节　结膜的血管

结膜部位表浅，其血管清晰可见。

一、动脉

结膜的动脉来自眼睑的动脉弓和睫状前动脉（图 14-5）。

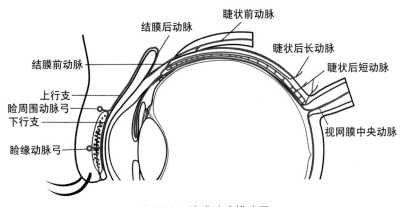

图 14-5　结膜动脉模式图

　　1. 睑缘动脉弓　穿通支于睑板下沟处穿过睑板分布于睑结膜。
　　2. 周围动脉弓　发出上行及下行支。下行支走向睑缘与睑缘动脉弓的穿通支吻合供应睑结膜。上行支走向穹窿，再下行移向球结膜即结膜后动脉。结膜后动脉向前，距角膜缘约 4mm 处与结膜前动脉吻合。供应睑结膜、穹窿部结膜及距角膜缘 4mm 以外的球结膜。此血管充血称为结膜充血（图 14-6）。因球结膜动脉主要从穹窿部血管系统而来，故结膜炎时，越近穹窿部结膜充血越显著。

3. 睫状前动脉　在角膜缘外约 4mm 处穿入巩膜与虹膜动脉大环相吻合。在没穿入巩膜时，其末梢细支继续向前形成结膜前动脉，并在角膜缘周围形成深层血管网，此血管充血时，为睫状充血（图 14-6）。

在角膜缘附近，不仅有结膜前动脉和结膜后动脉的广泛吻合支，还有结膜动脉系统和睫状动脉系统互相连接的交通支，所以严重的眼表炎症可以出现混合性充血（图 14-6）。由于结膜血供丰富，抵抗力较强，故破损后容易愈合。

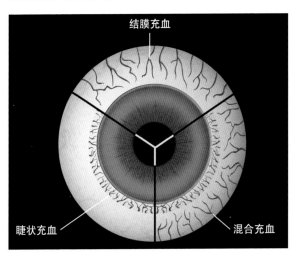

图 14-6　眼表各种充血模式图

二、静脉

结膜的静脉与相应的动脉伴行，但远较动脉为多，尤其球结膜的深部更是如此。结膜静脉经 3 个途径回流。

1. 绝大部分来自睑结膜、球结膜和穹窿结膜的静脉血回流到睑板后静脉丛。

2. 相当于上睑周围动脉弓处、上睑提肌肌腱之间，上下穹窿部形成明显的静脉丛。一部分睑结膜静脉血通过该静脉丛直接回流到眼上、下静脉。

3.角膜缘周围的球结膜深静脉加入眼外肌静脉（除外直肌有
3条静脉外，其余直肌均为2条静脉）回流到眼静脉。

第四节　结膜的淋巴

结膜淋巴丰富，发育良好，在结膜下组织内形成深、浅两个
淋巴管网。浅层淋巴管网较小，在结膜上皮下形成多角形的网眼；
深层淋巴管网较大，位于结膜下纤维层中。

在角膜缘部有几个大的淋巴管，加两个较大的集合管，一上
一下，围绕角膜呈半圆形，在角膜缘后7～8mm处，形成一个
不完整的淋巴管环，淋巴液回流到内、外眦部。深浅两丛淋巴管
都与眼睑淋巴管汇合，最后外侧者回流于耳前腮腺淋巴结，内侧
者汇入颌下淋巴结。

球结膜淋巴管正常情况下粗细大小不等，其膨大部分呈梭形、
串珠状甚至小球状。

第五节　结膜的神经

结膜的神经有感觉神经和交感神经两种。

感觉神经来自三叉神经的第一、二分支。从第一支（眼支）
起源的有泪腺神经、眶上、滑车上下神经。分别支配上睑、穹窿
部、球结膜及泪阜、半月皱襞相应的结膜。从第二支（上颌神经）
起源的眶下神经主要支配下睑结膜和下穹窿部结膜。

球结膜：靠近角膜缘处为睫状长神经分布，偏后方的球结膜
为睫状短神经分布。

睑结膜：睑结膜的神经分布与眼睑一致。

穹窿结膜：滑车上、下神经分布于穹窿结膜鼻侧半，泪腺神
经分布于穹窿结膜颞侧半。

交感神经纤维来自眼动脉的交感神经丛，是从海绵窦交感神
经丛起源的。

第 15 章

泪器与泪膜

第一节　泪器

泪器在结构上分为泪液分泌部及泪液排出部（图 15-1）。

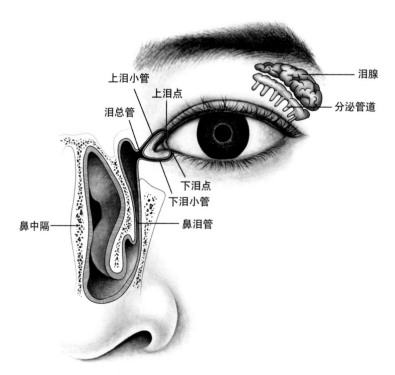

图 15-1　泪器模式图

一、泪液分泌部

泪液分泌部包括主泪腺、副泪腺和结膜杯状细胞。

1. **主泪腺** 位于眼眶前部颞上方的泪腺窝内，被上睑提肌肌腱分隔为较大的眶部和较小的睑部，两部在后面有桥样腺组织相连接。来自于眶部泪腺及睑部泪腺排泄导管 10 ～ 20 根，开口于外上穹窿部结膜（图 15-1）。

主泪腺为反射性分泌腺，产生反射性泪液分泌。当物理性刺激，如物体对结膜、角膜、鼻黏膜、睑缘等三叉神经分布区的刺激，强光对视网膜的刺激，以及心理性刺激（如哀伤）等产生的泪液分泌，属反射性泪液分泌，分泌泪液的量大，有冲洗和稀释物理性刺激物的作用。

泪腺的血液供给来自眼动脉的分支——泪腺动脉。

泪腺的神经复杂，为混合性神经，包括来自第Ⅴ对脑神经眼支的感觉纤维、起源于颈内动脉丛的交感纤维以及来自面神经、经翼腭神经节交换神经元后的副交感神经纤维。一般来说，副交感神经纤维兴奋时促使泪液大量分泌；而交感神经的影响较小，它只能使泪腺、副泪腺分泌小量黏液。

2. **副泪腺** 包括 Krause 腺和 Wolfring 腺（图 15-2）。Krause 腺位于泪腺近侧的上穹窿部，仅有部分位于下穹窿部，构成副泪腺的 2/3；Wolfring 腺沿睑板边缘分布。副泪腺为基础泪液分泌腺，其分泌的泪液量很少，总量约 7.4μl。基础泪液每分钟产生约 1.2μl，因此，基础泪液的更新速度为每分钟 12% ～ 16%。正常情况下，基础泪液分泌可减少眼睑和眼球间摩擦，维持角膜、结膜的湿润。

3. **杯状细胞** 结膜杯状细胞分泌黏蛋白，有助保持眼表润滑。

二、泪液排出部

泪液排出部即泪道，包括泪小点、泪小管、泪囊和鼻泪管，其主要功能是引流泪液进入鼻腔（图 15-1）。

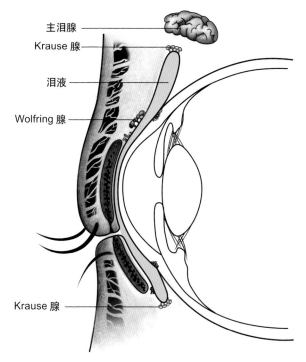

主泪腺

Krause 腺

泪液

Wolfring 腺

Krause 腺

图 15-2　包含副泪腺的眼前部矢状面模式图

1. 泪小点　上、下睑缘鼻侧、睫毛部和泪部交界处的睑后缘有一圆形隆起，色泽较周围组织浅，称泪乳头。上、下泪乳头中央各可见一个微突起的圆形或椭圆形孔，分别称上泪小点和下泪小点，为泪道的起始部位（图 15-2）。泪小点一般位于距内眦约6mm 的睑缘上，紧贴眼球前表面的泪湖，上泪小点朝向后下，下泪小点朝向后上。正常情况下，泪小点直径为 0.1 ～ 0.3mm，最大可以扩张 5 倍。闭睑时，上、下泪小点并不接触，而是互相错位沉浸在泪湖中。环绕泪小点的周围为富含弹性纤维的致密结缔组织，起括约肌的作用。

2. 泪小管　始于泪小点，为连接泪小点和泪囊的膜性小管，成人泪小管全长约 10mm，上泪小管稍短。泪小管可分为垂直部和水平部，垂直部与睑缘垂直，为 1 ～ 2mm，然后水平转向鼻侧，延续为水平部，长约 8mm。泪小管水平与垂直部交界处稍扩大，称泪小管壶腹部。在相当于内眦韧带水平，约 90% 的个体上、下泪小管汇成一主干，称泪总管，从泪囊背外侧部、泪囊顶下方约 3mm 处进入泪囊，也有不汇合而分别进入泪囊者（图 15-3）。

泪小管的管壁很薄，内衬以复层鳞状上皮，无角化，上皮下富含弹性纤维，因此有伸展性，临床上行泪道扩张时可扩张至正常的 3 ～ 5 倍。垂直部泪小管周围有来自眼轮匝肌的纤维，具有括约肌作用，水平部周围有眼轮匝肌泪囊部纤维呈螺旋状围绕。

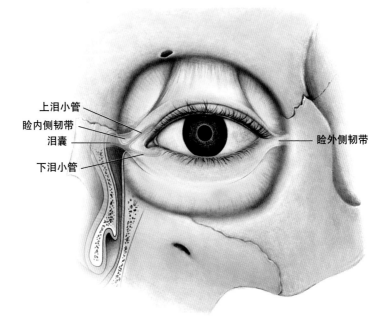

图 15-3　泪小管与泪囊、内眦韧带之间关系的模式图

3. 泪囊　位于眼眶内侧壁前下方的泪囊窝内、内眦韧带的后方，为膨大的囊状结构。泪囊上端在内眦水平以上，其顶端闭合成一盲端，下端移行为鼻泪管（图 15-3）。正常泪囊长约 12mm，管径为 4 ～ 7mm。泪囊贴附于泪囊窝的骨膜，眼轮匝肌的部分肌纤维分布于泪囊的浅、深面。收缩时，可扩大泪囊，使囊内呈负压，有利于将结膜囊的泪液引流至泪囊内。

4. **鼻泪管**　与泪囊相接，上部包埋在上颌骨和泪骨所形成的骨性鼻泪管中，与骨膜紧贴。向下逐渐变窄，下部位于鼻腔外侧壁黏膜深面，向下开口于下鼻道外侧壁的前部（图 15-4、动 15-1）。鼻腔疾病可引起泪道感染或鼻泪管阻塞而发生溢泪。

泪液自泪腺分泌经排泄管进入结膜囊，随眼睑和眼球的运动在眼表形成泪膜，每次瞬目都是泪膜在眼表的重新分布。随着瞬目时眼睑的剪刀样开合，泪液向鼻侧运动，在内眦部汇集于泪湖。进入结膜囊中的泪液，小部分则随眼球的暴露而蒸发；大部分泪液由于眼轮匝肌收缩、泪囊的上部扩张形成负压、加上泪小管的虹吸作用进入泪小点，通过泪道排入鼻腔；还有极少部分泪液被结膜吸收。

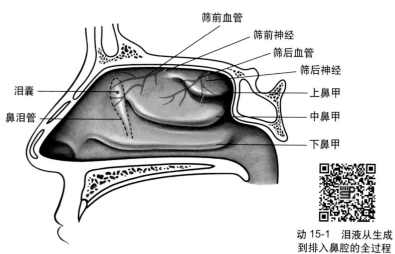

动 15-1　泪液从生成到排入鼻腔的全过程

图 15-4　从鼻外侧壁所见的泪道走行图

第二节　泪膜

　　泪膜是瞬目过程中泪液在眼球前表面形成覆盖于角膜和结膜上皮之上的薄层液膜，是泪液流经眼表的一种形态。泪膜对维持眼表正常的解剖结构和生理功能起着重要作用。泪膜主要由基础泪液分泌维持，正常泪膜的 pH 在 7.2 左右，渗透压 302mOsm/L，屈光指数 1.336。

一、泪膜的分层

　　泪膜在分布眼球表面，但厚度并不均匀，临床上主要是对位于角膜前的泪膜进行观察和研究，该部位的泪膜称角膜前泪膜。一般认为，角膜前泪膜厚度为 7 ～ 10μm。但近年的研究表明，依所使用的方法不同，人活体角膜前泪膜厚度的测量结果相差甚大，数值从 2.7μm 到 46μm 不等。

　　泪膜可自外向内分为三层（图 15-5、动 15-2）。

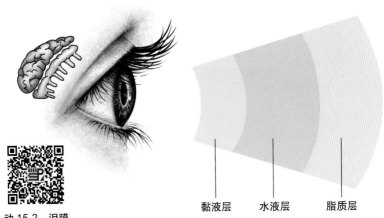

　　　　　　　　　　　　黏液层　　水液层　　脂质层

动 15-2　泪膜及各层构成的动画　　　　图 15-5　泪膜及各层构成的模式图及动画

1. **脂质层**　为泪膜的最表层，由睑板腺、Zeiss 腺和眼睑睫毛根部的 Moll 腺等分泌的脂质构成，含胆固醇、三酰甘油等脂质，厚度约 0.1μm。所含脂类又分极性脂和非极性脂，如磷脂和脂肪酸为极性脂，邻近于下面的水 - 黏蛋白层，而非极性脂如胆固醇酯和三酰甘油则靠近泪液与空气的界面。脂质层的作用是防止水样的泪液直接与空气接触，减少泪液蒸发，并增加泪膜的表面张力，稳定泪膜。任何原因所致油脂的分泌中断，都可导致泪液蒸发的增加和泪膜的不稳定，最终引发干眼。

2. **水液层**　是泪膜的主体，是泪膜的中间层，占泪膜厚度的98%。主泪腺、副泪腺分泌的浆液是形成泪膜水样层的最主要成分。水液层含有水、溶菌酶、电解质和泪液代谢物等。水液层的功能：①提供眼表面的水分，能保持角膜、结膜的湿润；②可使氧弥散到角膜组织内并维持角膜表面的亲水性；③为角膜运送营养物质，帮助清除代谢废物和碎片；④溶菌酶和其他各种免疫球蛋白保护眼球表面不受病原微生物感染。因此，水液层是行使泪液功能的主要成分，其本身分泌减少或由于脂质减少而使蒸发加快均可导致干眼。

3. **黏液层**　主要由结膜杯状细胞所分泌的黏蛋白构成，其厚度只有 0.02 ～ 0.1μm。黏液层附着于角膜上皮表面的微绒毛，形成水样层所吸附的亲水表面，降低泪膜表面张力，在瞬目间隙保持完整的泪膜。黏蛋白产生一个平滑的亲水性壁垒，对眼球表面的湿润至关重要。由于炎症或创伤造成黏液层或角膜上皮层的异常，势必降低泪膜的稳定性，引起泪膜在瞬目后迅速断开，出现干燥斑。当黏蛋白分泌缺乏时，诸如 Stevens-Johnson 综合征或严重化学伤以后，即使有足够的泪液产生，角膜表面很差的引湿功能仍然会使眼表干燥和上皮损伤。

二、泪膜的功能

泪膜的功能主要有如下 4 点。

1. 保持眼球的湿润。

2.泪膜中含有免疫球蛋白、溶菌酶、乳铁蛋白等成分,可破坏细菌的细胞壁,从而保护角膜免受微生物的侵袭。

3.泪膜可为角膜提供葡萄糖和氧气,泪液排出时可带走脱落的细胞及二氧化碳等代谢产物,对维持角膜正常的生理功能非常重要。

4.作为眼球屈光系统中最主要部分的角膜,在没有泪膜覆盖的情况下是不光滑的。泪膜可以填平角膜上的一些细小的擦痕,使角膜变得光滑,使角膜表面形成光滑的光学折射面,视物时就会更清晰,泪膜异常可影响视觉质量。

第三篇

视　　路

第 16 章

视觉传导通路

　　将视网膜光感受器获得的视觉信息从眼底视网膜传送到大脑枕叶视中枢的通路称视觉传导通路，包括视神经、视交叉、视束、外侧膝状体、视放射和枕叶皮质（视中枢）。

　　视觉传导通路由 3 级神经元组成。

　　第 1 级神经元为视网膜的双极细胞，其周围支与形成视觉感受器的视锥细胞和视杆细胞形成突触，中枢支与节细胞形成突触。

　　第 2 级神经元是节细胞，其轴突在视神经盘处集合向后穿巩膜形成视神经。

　　第 3 级神经元的胞体在外侧膝状体内，它们发出的轴突组成视放射，经内囊后肢，终止于大脑距状裂周围的枕叶皮质。

第一节　视神经

　　视神经是指从眼内的视神经乳头开始至视交叉前角为止的这段神经束。视网膜神经节细胞发出的神经突触在眼球后部汇集于视神经盘，然后穿过巩膜筛板出眼球，构成视神经。视神经在眶内向后内走行，经视神经管入颅中窝，止于视交叉前角。

　　视神经为特殊躯体感觉神经，包绕视神经的鞘膜其实是脑膜的延续，由外至内同样可分为 3 层，即硬膜、蛛网膜及软膜。硬膜在视神经孔处分为 2 层，外层覆盖于眶面，与眶骨膜相连，内层即视神经眶内段的硬鞘膜，该鞘膜向前与巩膜相融合。硬鞘膜内的蛛网膜向前也分为内外两层，外层与巩膜融合，内层与脉络膜融合。硬膜与蛛网膜之间的腔隙称硬膜下腔，蛛网膜与软膜之间的腔隙称蛛网膜下腔，均与颅内脑膜的同名腔相通，蛛网膜下腔内充满着脑脊液（图 16-1）。由于视神经鞘膜向前终止于眼球而形成盲端，所以当颅内压增高时，视神经鞘内的压力也相应增加，影响视神经的轴浆运输，而造成视盘水肿。眼眶深部组织的感染，也能沿视神经周围的鞘膜间隙扩散至颅内。

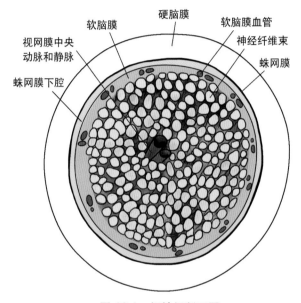

图 16-1　视神经断面图

　　视神经直径约 3mm，全长为 42～45mm，分为眼内段、眶内段、管内段和颅内段 4 部分（图 16-2）。

　　1. 眼内段　位于眼球内、自视乳头开始至视神经纤维成束穿过巩膜出口的部分，长约 1mm，直径在眼内约 1.5mm。此段神经无髓鞘，自此起向后即有髓鞘包绕，直径增加至 3mm。由于视神经穿过筛板时高度拥挤，炎症或水肿时容易出现视盘的淤血和隆起。

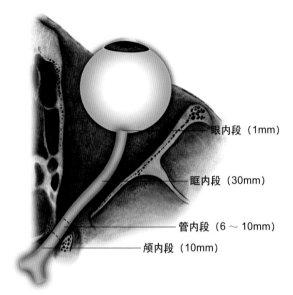

眼内段（1mm）

眶内段（30mm）

管内段（6～10mm）

颅内段（10mm）

图 16-2 视神经全段走行模式图

2. 眶内段 自巩膜后孔至骨性视神经管的眶口，是视神经的眶内部分，长为 25～35mm，较球后到眶尖的直线距离长，因而此处的视神经呈 S 形弯曲，使眼球得以保持一定的活动度，有利于眼球的自由转动而不会造成视神经的牵扯。眶内段视神经为眼外肌所包围，并有部分上直肌及内直肌的纤维附着于视神经鞘上，所以当视神经有炎症时，可因眼球转动而产生疼痛。

3. 管内段 位于骨性视神经管内，是视神经通过颅骨的部分，长约 6mm。该段视神经与骨膜紧密结合，并与蝶窦和后组筛窦毗邻，仅由一层薄骨片相隔，故骨管外伤时最易挫伤视神经。这些鼻窦的炎症容易引起视神经炎。

4. 颅内段 自骨性视神经管出口处至视交叉前角止，长约 10mm。两侧视神经自视神经骨管出来后向中线靠拢，最后进入视交叉前部的左右侧角。颅内段的上方与大脑额叶相邻，嗅束根部恰位于视神经与视交叉连接处的上方，大脑前动脉也在此处。此段神经的下外侧与颈内动脉及眼动脉相邻。

从视网膜一定部位发出的神经纤维，在视神经内均有其对应的位置，即视网膜内侧（鼻侧）的神经纤维居视神经的内侧，外侧（颞侧）的纤维居视神经的外侧，上部的纤维居视神经上部，下部的纤维居视神经的下部。黄斑的纤维经黄斑乳头束到视神经，在前段由于视网膜中央动静脉占据了视神经的中心部位，因而黄斑纤维被挤在颞侧上、下方。至视神经离开眼球约 15mm 的视神经后段，中央轴心部位已无视网膜中央血管，黄斑纤维逐渐移至视神经中央（图 16-3）。

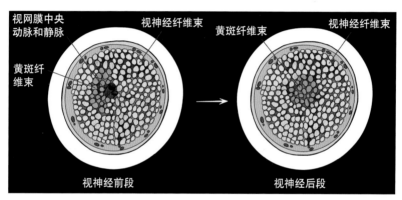

图 16-3　视神经不同位置的断面图

第二节　视交叉

视交叉位于颅内蝶鞍上方，下方有垂体，被鞍膈分开，垂体柄通过鞍膈与丘脑下部灰白结节相连，视交叉与鞍膈的间距为 5 ～ 10mm，其间为视交叉池；视交叉上方是第三脑室底的前端，视交叉的上、后、下均与第三脑室的视隐窝和漏斗隐窝相毗邻，故任何原因引起的第三脑室扩大，均可压迫视交叉而发生相应的视野缺损；视交叉前方由大脑前动脉借前交通动脉在此相连。视交叉位置偏前，前交通动脉位居其上，如该动脉发生动脉瘤，压迫视交叉，出现双眼颞下象限视野缺损；视交叉后方为四边形的脚间池，两侧为大脑脚；视交叉侧方与颈内动脉与后交通动脉相邻，海绵窦居其外下方。

　　视交叉伸向前外的部分是连于眼球的视神经，称视交叉前脚；伸向后外的纤维束即视束，称视交叉后脚，视交叉的中央部分称视交叉体部（图16-4）。视交叉的横径为12mm，前后径约为8mm，厚为2～5mm。

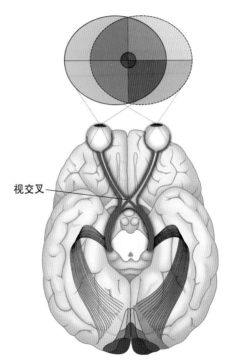

图 16-4　视交叉顶面观模式图

　　视交叉是双侧视神经部分纤维在中线交叉形成的结构。双眼视神经纤维在此处进行部分性交叉，即双眼视网膜鼻侧的纤维交叉至对侧，而双眼视网膜颞侧的纤维不交。来自视网膜上半部的交叉纤维居视交叉的上层，在同侧形成后膝，然后走向对侧视束；下半部的交叉纤维居视交叉的下层，在对侧形成前膝，进入对侧视束。来自视网膜上半部的不交叉纤维，居视交叉同侧的内上方，下半部的不交叉纤维居同侧的外下方进入同侧视束。黄斑纤维亦分交叉与不交叉两种，交叉的黄斑纤维在视交叉的后上方交叉至对侧；不交叉的黄斑纤维进入同侧视束（图 16-5）。因此，视交叉的病变部位不同，可表现出特征性的视野损害，在临床上很有意义。

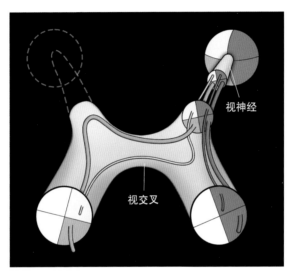

图 16-5　视交叉神经纤维走行断面示意图

第三节　视束

自视交叉至中脑外侧膝状体的神经纤维束称视束，长为 40～50mm。视束自视交叉后部两侧角发出，向后方走行，开始形如圆带，居灰白结节与前穿质之间，然后呈扁圆形，绕过大脑脚，走行于侧脑室下角的内上方、豆状核的下方，颞叶海马回则位居其下，大脑脚位居其内。绕过大脑脚时分为较小的内根与较大的外根。内侧根为两侧视束的联络纤维称 Gudden 纤维，止于内侧膝状体，与视觉无关而与听觉有关。外侧根为 90% 视觉纤维，止于外侧膝状体（图 16-6）。

　　视束的神经纤维除大部分终止于作为视觉传导中间站的外侧膝状体外，一部分纤维终止于顶盖前区，参与瞳孔对光反射通路；一部分纤维通过上丘臂终止于同侧上丘，参与视 - 体反射通路；还有一部分纤维终止于作为皮质下中枢丘脑枕，与各种感觉的总和有一定关系。

　　因视神经纤维在进入视束前已进行了部分交叉，故每一视束包括同侧眼的颞侧纤维与对侧眼的鼻侧纤维。因此，当一侧视束有病变时，可出现同向偏盲。

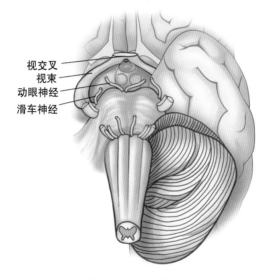

视交叉
视束
动眼神经
滑车神经

图 16-6　视束模式图

第四节　外侧膝状体

　　外侧膝状体位于大脑脚外侧、丘脑枕的外下方、内侧膝状体的外侧，左右各一，为视觉的皮质下中枢（图 16-7）。外侧膝状体借四叠体的上臂和上丘连接。其外侧连于视束，内侧连于上丘臂，深面的细胞团称外侧膝状体核。外侧膝状体核由较大的背侧核和较小的腹侧核两部分组成，是视觉传导通路的中继核（第三级神经元）。视束的视觉纤维止于外侧膝状体的节细胞，换神经元后发出纤维组成视放射，经内囊后脚止于距状沟上、下的视区。

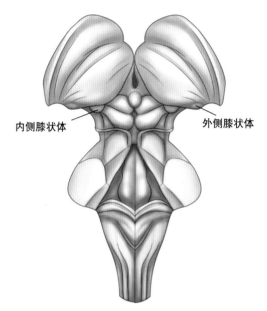

内侧膝状体　　　　　　　　　　　外侧膝状体

图 16-7　外侧膝状体模式图

第五节　视放射

　　外侧膝状体发出的视觉神经纤维，离开后呈扇形分散，位于外侧膝状体与枕叶之间，形成视放射（图 16-8）。视放射的神经纤维呈矢状面排列，可分为背侧、外侧和腹侧三束。背、外侧两束神经纤维均经颞叶、顶叶髓质直接向视中枢放射，终止于枕叶距状裂上唇；腹侧部的神经纤维自外侧膝状体发出后，先向前走至颞叶，绕过侧脑室下角的前部，形成一凸面向外的襻（Meyer襻），再转向后投射于枕叶距状裂的视中枢。

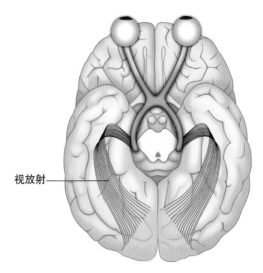

视放射

图 16-8   视束、外侧膝状体、大脑视放射与视中枢关系模式图

第六节   视皮质

视皮质位于大脑枕叶距状裂周围的皮质，被水平的距状裂分为上、下两唇。视网膜上半部的相关纤维止于距状裂上唇，视网膜下半部的相关纤维止于距状裂下唇。视皮质相当于 Brodmann 分区的 17、18、19 区。初级视中枢在 17 区，此区延伸到枕极及背外侧部的大脑皮质，习惯上称纹状区。纹状区周围一圈为 18 区，即纹状旁区。旁区周围的一圈为 19 区，称纹状周围区。黄斑部相关纤维止于纹状区后极部，视网膜周边部纤维居于纹状区中部（图 16-9）。

视放射纤维终止于 17 区，它是视觉的低级分析中枢，该区损伤的后果与视束、外侧膝状体损伤一致；18 区、19 区为视觉的高级分析中枢，也是双眼联合运动的枕叶中枢，该区的损伤不出现偏盲，但不能理解所看到的物体，即不能进行高级分析，称生理盲。

大脑的两个半球各有一部分视皮质。左半球的视皮质接收右侧视野的信息，而右半球的视皮质接收左侧视野的信息。

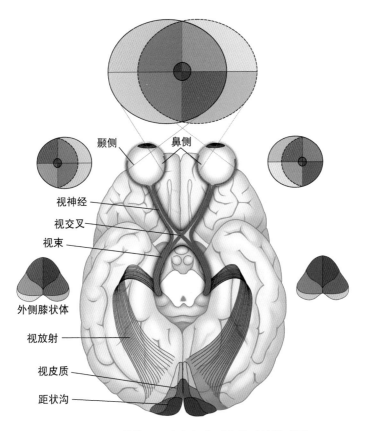

图 16-9 视觉传导通路各部分对应关系的模式图

第七节 视路病变的定位

由于视觉纤维在视路各段排列不同，所以在神经系统某部位发生病变或损害时，对视觉纤维的损害各异，表现为特定的视野异常（图 16-10）。因此，检出这些视野缺损的特征性改变，对中枢神经系统病变的定位诊断具有重要意义。

视皮质位于大脑后部的枕叶。在神经科，许多疾病如卒中、肿瘤、外伤、代谢/变性性疾病会累及视皮质，造成各种各样的视觉功能障碍。例如，后皮质萎缩（posterior cortical atrophy，PCA）亚型的阿尔茨海默病患者，往往以视力问题为主诉。表现为视物模糊、复视、眼前闪光、幻视、注意力无法集中等，头颅MRI可见大脑枕叶萎缩，视野检查有相应的损害（表16-1）。

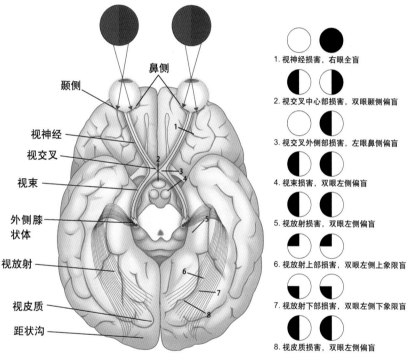

鼻侧

颞侧

视神经

视交叉

视束

外侧膝
状体

视放射

视皮质

距状沟

1. 视神经损害，右眼全盲

2. 视交叉中心部损害，双眼颞侧偏盲

3. 视交叉外侧部损害，左眼鼻侧偏盲

4. 视束损害，双眼左侧偏盲

5. 视放射损害，双眼左侧偏盲

6. 视放射上部损害，双眼左侧上象限盲

7. 视放射下部损害，双眼左侧下象限盲

8. 视皮质损害，双眼左侧偏盲

图 16-10　视觉通路不同位置损害所致的相应视野改变

表 16-1 后皮质萎缩（PCA）的损害部位与视野

病变区域	解剖部位	视野检查
单侧 PCA	枕叶距状沟	对侧同向偏盲 + 黄斑回避
	腹侧枕颞叶皮质	中枢性色盲(对侧视野，不能辨别颜色，但颜色认知观念正常)
	视放射、距状沟上部皮质	象限盲（下 1/4 象限盲）
	Meyer 袢、距状沟下部皮质	象限盲（上 1/4 象限盲）
双侧 PCA	双侧枕叶（视皮质）	皮质盲（完全性视觉丧失，瞳孔对光反射正常，眼底正常，患者不否认失明）
		Anton综合征(皮质盲+视幻觉或虚构，患者否认失明)

第 **17** 章

视觉反射通路

第一节　瞳孔对光反射通路

　　瞳孔是光线进入眼内的门户，瞳孔的大小可以控制进入眼内的光量。瞳孔在强光处缩小，在弱光处散大。一般人的瞳孔直径可变动于 1.5 ～ 8.0mm。瞳孔的大小变化，有保持在不同光照情况下进入眼内的光量较为恒定的作用。瞳孔大小随光照强度而变化的反应，是一种神经反射，称为瞳孔对光反射（或反应）。

　　瞳孔对光反射通路，又称光反射通路，反射径路分为传入径路和传出径路两部分（图 17-1）。

一、传入径路

　　传入径路从视网膜起始，光反射纤维与视神经纤维伴行，至视交叉同样分为交叉纤维和不交叉纤维进入视束，在接近外侧膝状体时，光反射纤维离开视束，再经四叠体上丘臂到达顶盖前区，终止于顶盖前核。在核内交换神经元，发出的纤维一部分绕过中脑导水管与同侧缩瞳核（Edinger-Westphal 核，简称 E-W 核或动眼神经副核）相联系，另一部分经后联合交叉至对侧，止于对侧的缩瞳核。

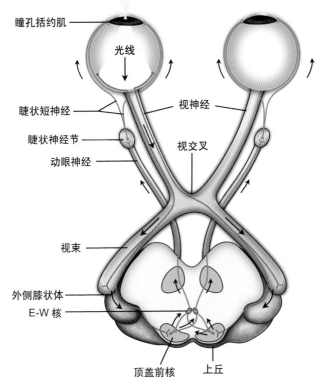

图 17-1　瞳孔对光反射通路

二、传出径路

传出径路由两侧缩瞳核（E-W 核）发出的轴突（副交感神经节前纤维），随动眼神经入眶，到睫状神经节更换神经元，节后纤维随睫状短神经入眼球，支配瞳孔括约肌，引起双侧瞳孔缩小。

因此，引起瞳孔对光反射的感受器是视网膜，传入纤维在视神经中，这部分纤维在进入中枢后不到达外侧膝状体，而在中脑的顶盖前区换神经元，然后到同侧和对侧的动眼神经核，传出纤维主要是动眼神经中的副交感纤维，效应器也主要是瞳孔括约肌。

瞳孔对光反应的特点是效应的双侧性。光照一侧眼睛时，除被照眼出现瞳孔缩小外，未受光照的另一眼的瞳孔也缩小。光照眼的瞳孔缩小被称为直接对光反射，未受光照眼的瞳孔缩小被称为间接对光反射，也称互感性对光反射。临床上有时可见到瞳孔对光反射消失、瞳孔左右不等等异常情况，常常是由于与这些反射有关的反射弧某一部分受损的结果，因而可以藉瞳孔反应的异常帮助进行神经病变的定位诊断。

直接对光反射和间接对光反射均可检测瞳孔的功能活动。若用手电筒照射瞳孔时，其变化很小，而移去光源后瞳孔增大不明显，此种情况称为瞳孔对光反应迟钝。当瞳孔对光毫无反应时，称为对光反应消失。

光反射通路任何一处损坏均可导致光反射减弱或消失。

第二节　近反射通路

当双眼同时注视一个近处物体时，双眼同时产生瞳孔缩小、晶体变凸及双眼向内的调节和集合运动，这三种联合反应称为眼的近反射。

1.**晶体变凸**　眼视近物，副交感神经兴奋，睫状肌收缩，睫状体悬韧带松弛，晶状体前后径增大，晶状体变凸。

2.**瞳孔缩小**　眼视近物引起双侧瞳孔缩小。瞳孔的这种反应称为瞳孔近反射或瞳孔调节反射。

3.**双眼集合**　当双眼注视近处某物体或被视物体由远移近时，双眼视轴向鼻侧会聚。又称双眼辐辏反射或集合反射。

近反射的管辖为中枢性，需大脑皮质协调完成，其目的是使外界物体成像清晰并投射在双眼黄斑上。

婴儿无近反射。

近反射的传入径路尚不确切。一般认为，调节作用是通过大脑皮质来完成的，其传入途径与视路伴行达视皮质。

　　传出径路的传出纤维发自纹状周围区的视皮质，经枕叶 - 中脑束分别到达两侧的 E-W 核和动眼神经的内直肌核。由 E-W 核发出的纤维随动眼神经入眶，经睫状神经节发出的睫状短神经到达瞳孔括约肌和睫状肌，产生瞳孔缩小和晶体变凸的调节作用；由内直肌核发出的纤维到达双眼内直肌，使双眼产生集合（辐辏）作用（图 17-2）。

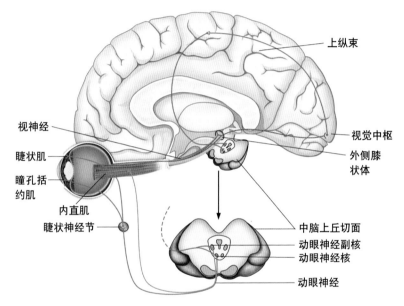

图 17-2　近反射的神经通路

　　有学者认为集合反射与调节作用不同，并不经过大脑皮质。传入途径的神经冲动可能来自于双眼内直肌的本体感受器，神经纤维经动眼神经到达脑干，止于三叉神经中脑核，再发出短联系纤维至动眼神经核。传出纤维来自动眼神经核群中的内直肌核，分布于双眼内直肌，引起集合反应。

附录　眼科解剖名词中英对照

B

半月皱襞	semilunar fold
鼻背动脉	dorsal nasal artery
鼻睫神经	nasociliary nerve
鼻泪管	nasolacrimal duct
玻璃膜，Bruch 膜	Bruch's membrane
玻璃体	vitreous body
玻璃体基底部	vitreous base

C

成人核	adult nucleus
垂直轴	vertical axis

D

第二玻璃体	secondary vitreous
第三玻璃体	tertiary vitreous
蝶骨	sphenoid bone
动眼神经	oculomotor nerve

E

额骨	frontal bone
额神经	frontal nerve
额状面	frontal axis

额状轴	frontal axis
腭骨	palatine bone

F

房水	aqueous humor

G

杆体	rod
感光细胞	photoreceptor cell
巩膜	sclera
巩膜突	scleral spur
光反射	light reflex
冠状面	coronal plane
冠状轴	coronal axis

H

海绵窦	cavernous sinus
虹膜	iris
虹膜根部	iris root
后弹力层	Descemet's membrane
后房	posterior chamber
滑车	trochlea
滑车上神经	supratrochlear nerve
滑车神经	trochlear nerve
滑车下神经	infratrochlear nerve
黄斑	macula
黄斑中心凹	fovea
灰线	gray line

J

肌样体	myoid
基质	stroma
睑板	tarsal plate
睑板腺	Meibomian' s gland
睑后缘	posterior lid margin
睑结膜	palpebral conjunctiva
睑裂	palpebral fissure
睑前缘	anterior lid margin
睑缘	palpebral margin
角巩膜缘	limbus
角膜	cornea
角膜缘干细胞	limbal stem cells，LSC
节细胞	ganglion cell
节细胞层	ganglion cell layer
结膜	conjunctiva
结膜囊	conjunctival sac
睫毛	eyelash
睫状冠	pars plicata
睫状后动脉	posterior ciliary artery
睫状后短动脉	short posterior ciliary artery
睫状后长动脉	long posterior ciliary artery
睫状前动脉	anterior ciliary artery
睫状前静脉	anterior ciliary vein
睫状上皮	ciliary epithelium
睫状神经节	ciliary ganglion
睫状体	ciliary body
睫状体扁平部	pars plana
睫状突	ciliary process
近反射	near reflex

晶状体	lens
晶状体板	lens plate
晶状体赤道部	lens equator
晶状体囊	lens capsule
晶状体泡	lens vesicle
晶状体上皮	lens epithelium
锯齿缘	ora serrata

K

眶隔	orbital septum
眶上动脉	superior orbital artery
眶上静脉	superior orbital vein
眶上裂	superior orbital fissure
眶上切迹	superior orbital notch
眶上神经	superior orbital nerve
眶下沟	inferior orbital groove
眶下孔	inferior orbital foramen
眶下裂	inferior orbital fissure
眶脂肪	orbital fat

L

泪道	lacrimal passage
泪点	lacrimal puncta
泪阜	caruncle
泪骨	lacrimal bone
泪湖	lacrimal lake
泪膜	tear film
泪囊	lacrimal sac
泪囊窝	lacrimal fossa
泪器	lacrimal apparatus
泪腺	lacrimal gland

泪腺动脉	lacrimal artery
泪腺神经	lacrimal nerve
泪小管	lacrimal canaliculi
泪总管	common canaliculus

M

脉络膜	choroid
脉络膜上腔	supra-choroid
毛细血管层	capillary layer

N

内丛状层	inner plexiform layer
内核层	inner nuclear layer
内界膜	internal limiting membrane
内皮层	endothelium
内直肌	medial rectus muscle
内眦	medial canthus
内眦静脉，角静脉	angular vein
内眦韧带	medial canthal ligament

P

胚裂	fetal cleft
胚胎核	embryonic nucleus
胚眼	embryonic eye
皮质	cortex
葡萄膜	uvea

Q

| 前弹力层 | Bowman's layer |
| 前房 | anterior chamber |

前房角	anterior chamber angle
前囊	anterior capsule
穹窿结膜	fornical conjunctiva
球结膜	bulbar conjunctiva
颧骨	zygomatic bone

R

软脑膜	pia

S

色素上皮	pigment epithelium
筛板	lamina cribrosa
筛骨	ethmoid bone
筛后孔	posterior ethmoidal foramen
筛前孔	anterior ethmoidal foramen
上巩膜静脉	episcleral vein
上颌骨	maxilla
上睑提肌	levator palpebrae muscle
上泪小管	superior canaliculus
上斜肌	superior oblique muscle
上直肌	superior rectus muscle
神经外胚叶	neuroectoderm
神经纤维层	nerve fiber layer
施累姆管	Schlemm's canal
矢状面	sagittal plane
矢状轴	sagittal axis
视杯	optic cup
视放射	optic radiation
视杆细胞	rod cell
视沟	optic sulcus

视交叉	optic chiasm
视茎	optic stalk
视路	visual pathway
视盘	optic disc
视盘小凹	optic pit
视泡	optic vesicle
视皮质	visual cortex
视神经	optic nerve
视神经管	optic canal
视神经孔	optic foramen
视神经乳头	optic papilla
视束	optic tract
视网膜	retina
视网膜动脉	retinal artery
视网膜静脉	retinal vein
视网膜色素上皮	retinal pigment epithelium，RPE
视网膜中央动脉	central retinal artery，CRA
视网膜中央静脉	central retinal vein，CRV
视细胞	visual cell
视锥细胞	cone cell
视紫红质	rhodopsin
水平面	horizontal plane

T

胎儿核	fetal nucleus
瞳孔	pupil
瞳孔开大肌	dilator muscle
瞳孔括约肌	sphincter muscle
椭圆体	ellipsoid

W

外侧膝状体	lateral geniculate body
外丛状层	outer plexiform layer
外核层	outer nuclear layer
外界膜	external limiting membrane，ELM
外直肌	lateral rectus muscle
外眦	lateral canthus
外眦韧带	external canthal ligament
网间细胞	Inter-plexiform cell
涡静脉	vortex vein
无长突细胞	amacrine cell

X

下睑缩肌	lower eyelid retractor
下泪小管	inferior canaliculus
下斜肌	inferior oblique muscle
小梁网	trabecular meshwork
悬韧带	zonule

Y

眼表	ocular surface
眼动脉	ophthalmic artery
眼眶	orbit
眼眶壁	orbital wall
眼睑	eye lid
眼轮匝肌	orbicularis oculi muscle
眼球	eye ball
眼球壁	eye wall
眼上静脉	super ophthalmic vein

眼外肌	extraocular muscle
眼下静脉	inferior ophthalmic vein
眼轴长度	axial length
婴儿核	infantile nucleus
硬脑膜	dura
硬脑膜下腔	subdural space
原始玻璃体	primary vitreous

Z

展神经	abducens nerve
展神经核	abducens nuclei
侏儒细胞	midget cell
蛛网膜	arachnoid
蛛网膜下腔	subarachnoid space
锥体	cone
总腱环	tendinous ring